你好乳房

塑造乳房健康美

郑普泽　著

郑普泽（瑞博士）

PINK GODFATHER

粉红教父

总前言

在中国，国民女性健康和性知识匮乏已经是不争的事实 —— 就连少数女性那仅有的健康知识也是来自初中时的生理课，甚至有些是自习的。

作为一名妇科医生，我最早意识到这个问题是在 2000 年前后。那时我开始明白，治病救人虽然是医生的职责，但如果仅是如此，是远远不够的。健康意识的觉醒，比治病救人更重要。

我在深圳创办了国内首个生殖健康和性教育咨询指导网之时，虽然当时互联网并不普及，但每天仍然有大量女性进这个网站咨询健康问题，而这些问题往往是最简单的常识性问题：安全期、避孕、炎症、流产、不孕、性取向、堕胎，等等。甚至还有"接吻是否会怀孕"这类让人哭笑不得的问题。而且，前来咨询的人不只是涉世未深的年轻女性，很多还是高学历的女精英，她们在这方面竟然也存在着很多的困惑和无知。

为了更好地帮助女性朋友解决这些健康困惑，2002 年我在重庆创办了将网络咨询和医学诊疗相结合的专业妇科门诊。

该专业门诊以宫颈疾病诊疗为主要特色。自从此专业妇科门诊创办以来，让我感到惊奇的是，几乎每月都有数例宫颈癌案例被发现，最年轻的才 20 岁。

为什么在西方国家已经日趋罕见的宫颈癌，在中国发病率却持续上升，并越来越年轻化？要知道，当今中国的医院设施越来越齐备，技术也越来越先进，而死于癌症的女性却越来越多……这种鲜明的对比，让我不得不反思造成这种状况的根源——

子宫颈是没有痛觉神经的，中国女人又往往在症状非常明显，比如出血疼痛时，才不得不去医院检查，而这个时候大多是宫颈癌晚期了，已经错过了最佳治疗时机。

事实上，一个常规的宫颈细胞学检查就能让她们躲过厄运！偏偏，悲剧在于：她们"不知道"。

原来，女人不只死于疾病，更是死于"无知"。

可是，中国女人仿佛已经习惯了这种听天由命的状态，中国也没有对女性健康知识做专门的普及，仿佛大家一时都忘了：健康知识是可以为生命护航的，它的传播比治病救人更重要。

因此，我决心创办一个能够让所有女人都能听懂的女性健康课程，希望用这堂课帮助她们了解一些女性必须知道的健康生理常识和预防癌症的知识。

"瑞博士女子健康必修课"应运而生。

刚开始，课程反响并不好，仿佛它并不被大家所需要。我记得当时为了让更多的人来听课，我还特意准备了些小礼品来吸引观众，而且每天 3 至 4 场这样连轴转，从早讲到晚，走遍了重庆的市、区、县。也就在那个时候，我第一次到偏远山区给赶集的农村妇女演讲，听众中还有很多妇女是用背篓背着孩子来听课的。印象很深的一次是去重庆女子监狱给多名女重刑犯讲课，最初课堂气氛一直很压抑，但当她们看到有趣的分娩动画时，脸上很自然地浮现出了灿烂的笑容，这样自然流露的表情让我明白：哪怕环境再恶劣，女人体内蕴藏的母性光辉也不会因此磨灭……

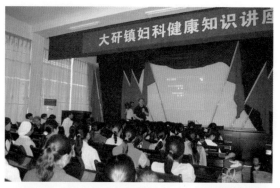

贵州农村演讲

通过一堂堂的课程，我体会到女人对生命和身体是如此的充满好奇，只是以前说教的方式和枯燥的理论会让她们反感，反而最质朴的语言、最真挚的表达和最简单的呈现能让她们更容易明白身体构造、疾病、两性等她们真正想了解的知识。而我也从她

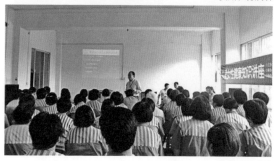

女子监狱演讲

们的需求中获取反馈，不断地调整课程，尽量地把复杂的知识简单化、渊博的知识浓缩化、枯燥的知识趣味化，用一个"男闺蜜"的身份来和她们交流。此后，演讲即使长达两三个小时，甚至到了深夜，离场的人也很少；大家听课的眼神也从最初的胆怯、漫不经心慢慢变得越来越集中，甚至充满了赞许和渴望，这样的眼神让我明白：她们是真的听懂了。

最值得高兴的是，演讲正在朝着我的初衷一点点靠近：听过课后的女人们不再是连排卵、避孕这些基本常识都不知道的"弱者"，而是慢慢懂得用学到的知识做自我防护和定期体检，很多人还因此发现了早期癌变，挽救了自己的生命。我的课程因此收获了"女人的救命课"这样的美誉，也让神秘的医学壁垒得以破除，使得更多的人学会了怎么去捍卫自己的健康。

　　现在回想起来，也许我无法成为一个坐班轮岗的好医生，也不是一个善于在商海驰骋的商界精英，但是，我对女同胞与生俱来的极好耐心，大学时踢足球锻炼出的好体力，热衷并且拿手的吉他弹唱，还有天生一副被喻为"内地周华健"的好嗓音……这些当初让人并不以为然的特质在上天最好的安排下，让我成为一个传播女性健康的"传播者"。

　　2008年以后，随着演讲慢慢走上轨道，我成了"空中飞人"。我飞遍了中国的大小城市，包括一些连名字都没听过的冷僻小城，还去了美国、新加坡、马来西亚等国家，我发现漂洋过海的华人女性同样欠缺健康知识，在异国他乡能听到这样一堂课让她们也收获颇多。

　　一路走来，我走遍了名山大川，感受着每一个地方的人文风情，倾听着那些地方女人发自内心的诉说，享受着这种边交流边传道的生活方式，乐此不疲。

　　到今天，我已经把演讲当成事业，坚信它值得我用一生去完成。

　　听众们听完我的演讲后常常意犹未尽，她们会通过电话、网络等方式向我咨询相关疾病和健康知识，其中咨询频率最高的就有：宫颈癌、乳腺癌两大癌症，以及更年期的烦恼和一些有关身体的基本常识及抗衰老知识。比较遗憾的是，咨询量越来越大，而我分身乏术，所以想把女人们关心的常见健康问题浓缩在瑞博士"女性健康系列丛书"中，内容力求简单、通俗、直观，让大家读得懂、记得住。

同时，读者有任何的感悟或者疑惑欢迎关注公众微信平台：瑞博士，或官方微博：瑞博士工作室。不论是健康疑问、课堂建议，或者鼓励的话语，都欢迎你留下印迹。

2014 年春节前，我在美国巡回演讲时，与全球最大的健康传媒创办人 Dr.Juliet 探讨了在全球推广女性健康教育的宏伟计划。我们的共同感受是：中国数千年的传统思想导致了华人女性健康意识普遍滞后。于是我们达成一致理念：共同在全球推广女性健康教育，增进华人女性的健康保健意识。全球瑞爱会（网址：**drrui.org**）在美国的正式成立就是为了将这一理念落实于实际，致力于打造一个全球华人女性健康大家庭。

2015 年春节，在这个最温暖的节日、最温暖的大家庭里，我们聊着瑞爱会的日益壮大，以及逐渐扩大的影响力，感受到了自己所努力的事业正收获到越来越多的肯定与支持。

2016 年 3 月，我收到来自哈佛大学的演讲邀请，有机会把女性健康文化传递到世界各个角落，这对我更好地开展女性健康文化事业有十分独特的意义。

在这里也期待你的加入，一起携手把女性健康文化传递到世界的每个角落。

在此，也特别做一个说明：本书作为女性健康科普通俗读物，仅供参考，不能代替临床医生的诊断和治疗。请读者就医时以临床医生的建议为准，也恳请各位相关专业专家提出宝贵意见。

最后，谨以此套丛书献给我生命中最伟大的女人——我的母亲。

——郑普泽（瑞博士）

2017 年 5 月 17 日

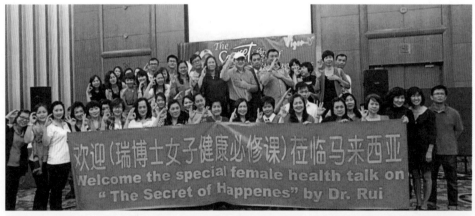

巡讲之马来西亚站

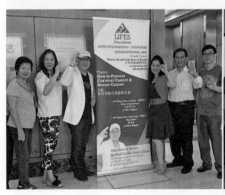

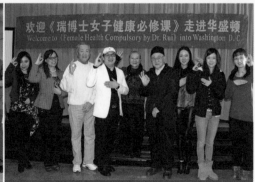

巡讲之新加坡站　巡讲之华盛顿站

瑞博士

七大经典课程

•《无惧癌症》（*STANDUP TO CANCER*）

中国每年约350万例人癌症新发、250万人死亡，乳腺癌、宫颈癌发病率和死亡率是其他国家的倍数级……其实，很多癌症都是能提前预防的，本课程从身体出发，深入浅出地教会女性防癌抗癌知识，健康突围，无惧癌症。

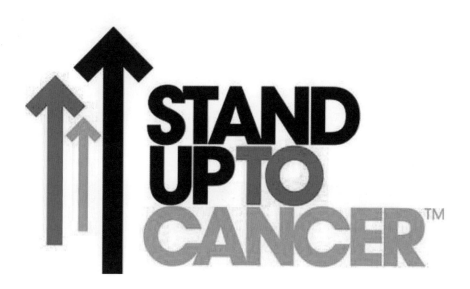

•《你好，乳房》（三指护胸塑乳房坚强）

乳房充盈着女人的自信挺拔，蕴藏了宝宝的营养口粮，包裹着爱人的粉红蜜语。但胸有疾病，"乳"谈何健美？怎样让乳房重回粉红魅力，远离癌瘤病魔，请从它的结构常识出发，牢记"三指护胸"重塑粉红坚强。

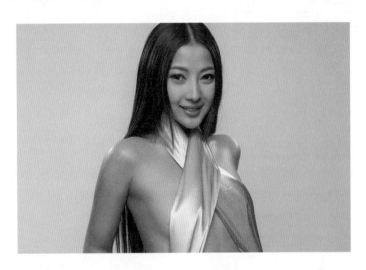

•《守护你的第二张脸：子宫颈》（6分钟护一生，向宫颈癌 SAY：NO！）

月经、生育、爱爱……健康优质生活总离不开子宫颈，它细嫩光滑被称作第二张"脸"，但它长什么样？一生中那么辛劳，要怎样养护？它没有痛觉神经，如何让它远离疾病？为什么6分钟护一生，能向宫颈癌SAY NO！

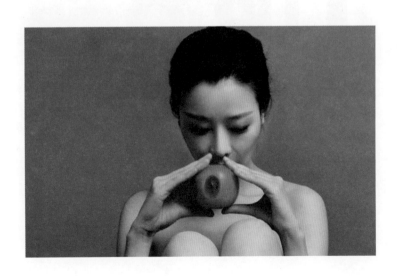

•《女人下面怎么了》（不做下半身落后的女人）

私密妇科难言之隐？从"第二张脸"子宫颈开始，不做下半身落后的女人：护外阴，润内阴，养子宫，坚持"6分钟护一生"，向宫颈癌SAY NO！

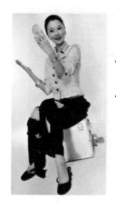

你是

下半身落后的女人吗？

•《GO GIRL》（青少年性与健康教育）

怕受困早恋早性还有性侵？苦恼月经遗精和身体发育？以医学角度、从身体出发，风趣幽默地告诉青少年那些学校没教的、家长羞于指导的身体生理常识、青春期两性意识以及必要的健康防护常识，让未来更健康。

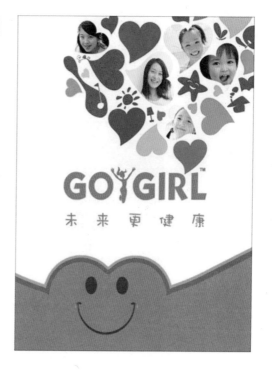

·《V的秘密》（她他"性福"）

私密解答健康性常识，破解女性身体"性福"密码，进阶性感动能训练，大方指点世界知名性爱导师不公开的两性秘诀，帮你练就下半身不落后的健康知"性"女人。

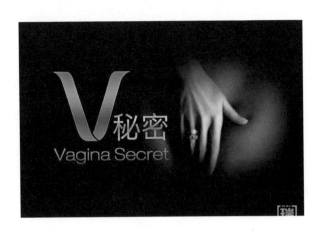

·《不老的传说》

暴风骤雨更年期？独家传授逆转岁月年轮、安度激素风暴密法，轻松跨过生命又一坎儿，成就不老的传说。

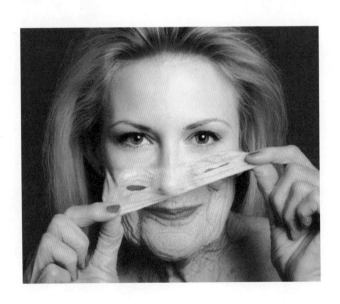

前言

最近10年，我在全国各地巡回演讲，也许是受了很多上天的眷顾，不知不觉间已经把演讲当作一种习惯和责任。但在2016年3月，因为一次偶遇，又带给我新的感悟。

2016年3月22日，我在深圳演讲后回酒店的路上，突然被一个声音叫住："瑞博士？真的是瑞博士！"回头一看，原来是曾经的一位听众，一位报社的媒体工作者，她曾在4年前听过我一堂课，那时候她们都还叫我瑞博士，这位朋友就是在听课之后做了钼靶检查，结果发现了早期乳腺癌，随后做了切除术，拿掉了花生米大的肿瘤。

谈起往事，她的言语很平和，她的朋友也说她的生活、工作状态和以前没有差别，看不出一点儿曾经患癌的痕迹，感染得我也很心安，并且像她一样：庆幸有那一堂课。

2016年3月26日、27日，我受哈佛大学邀请去美国演讲交流，和哈佛教授、美国医学专家、留美研究员等专业人员进行了广泛的交谈。赴美之前，负责联络的美国方面工作人员反复说"郑先生能不能多介绍些中国女性乳腺癌的发病情况，因为美国患乳腺癌的挺多，对这个病特别关注"。

演讲交流后才发现，的确如此：中美两国女性都深受乳腺癌这个头号"红颜杀手"侵害，但两国人民在应对上却有很大不同。美国从政府到医生再到个人，都会敦促人们进行定期检查，能早发现早治疗，还有著名的粉红丝带运动已经家喻户晓，保护乳房的意识不仅让美国女性握紧了生命，更能尽量保住乳房，甚至达到80%的保乳率。在中国，虽然有政府和医疗机构的积极干预，但是很多人都缺乏检查意识，甚至羞于检查，从根本上来讲是缺乏乳腺的危机意识，造成不该发生的悲剧。

这两件事情，在相邻的时间发生，给我的震动很大：知识改变命运，意识决定行动，这也是我推出"你好"系列健康丛书的初衷，希望能用健康常识为大家的身体之战提供一点武器和力量。

而之所以选择"你好 乳房"作为系列主题之一，除了这两件事给我的一些提示之外；也是出于对中国乳癌险恶状况的考虑，而"林妹妹"陈晓旭、复旦老师于娟、"精灵歌手"姚贝娜也用生命给我们以痛的领悟；还因为乳房对女人实在太重要，但中国女人对她知道得又太少，甚至连怎么正确穿内衣都不知道——还有人说"内衣穿着好看就行，跟健康无关"。

如果亲爱的读者，您真有这样的想法，那就去书里细细地寻求解答吧。

——郑普泽（瑞博士）

2017 年 5 月 17 日

目录

乳房，一棵开花的树

谁动了乳房的健康指数

乳房的烦恼——疾病不要毁了我

乳房的哭泣：乳腺癌

拯救乳房

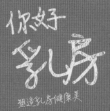

你好 乳房
塑造乳房健康美

乳房，一棵开花的树

我们之所以崇拜乳房

因为它是我们最早的口粮

没有它无私的喂养

我们看不到升起的太阳

我们之所以崇拜乳房

因为它是我们最初的向往

没有它乳汁的芳香

我们长不出坚实的臂膀……

—— 摘自网络

乳房是女性最重要的第二性征，是爱与美孕育的花朵；

乳房是为人母的骄傲，是供养下一代的硕果之树！

生命之树
—— 乳房的构成

　　古人说，女人是水。水做的女人，于纯洁中尽显千娇百媚。水的灵动还需山的沉稳来衬托，女人胸前就有两座"山"，它们担负着爱和美的使命。

　　那这两座秀丽挺拔的"山"里种了些什么呢？

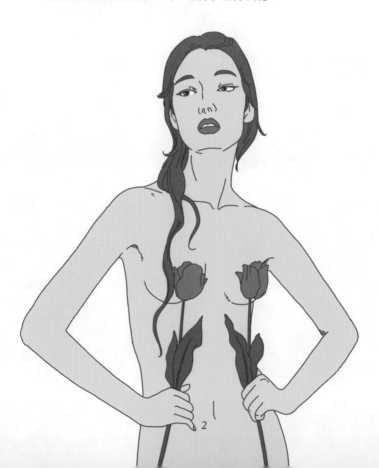

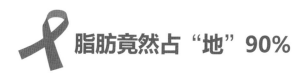

脂肪竟然占"地"90%

乳腺组织

主要作用是泌乳，和乳房大小并不正相关。但也有女性乳腺组织发达，所以即使很瘦胸部也很傲人，不过这类型的胸部容易得各种乳腺疾病，需要好生照护。疏通乳腺组织，会给脂肪更多增加空间，让乳房更丰满。

血管和神经

血管同淋巴管一样主要给乳房提供养分和排除废物。神经和乳房皮肤的感觉器官相连，所以对爱抚刺激感受较为强烈。

整体上，乳房是由脂肪组织、纤维组织、乳腺组织，以及大量血管、神经和淋巴管组成，前面3种物质占比不一样，乳房的形态就会不一样。

脂肪组织

支撑着乳腺组织，让乳房富有弹性。乳房的90%是由它构成，所以一般情况下乳房大小主要由它决定，而减肥，一般先瘦的也必定是胸。

若是缺乏合理节奏和营养供给的急速减肥，脂肪会急速分解造成胸部变形，反而身材走样。所以减肥要注意蛋白食品的补充，还要合理运动促进血液循环，帮助胸部塑形，才不会得不偿失。

纤维组织

也就是乳房结缔组织，肩负支持、固定乳房的重任。如果萎缩会导致乳房下垂，而且随着年龄增长这丛组织会越来越长，变得松弛，穿戴内衣一定程度上能减缓这个趋势。

乳房这棵生命之树

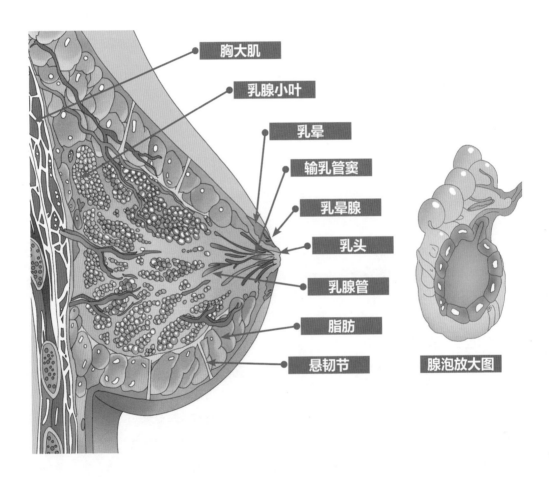

胸大肌

乳腺小叶

乳晕

输乳管窦

乳晕腺

乳头

乳腺管

脂肪

悬韧节

腺泡放大图

将上面几大组织综合起来简单地讲，乳房就像一棵倒生长的树：乳头是"树根"，向里面生长的那一丛"树冠"是乳腺叶，乳腺叶上的输乳管就是"叶脉"和"枝杈"，每一根"叶脉"最终都可以通向乳头，将生命的琼浆 —— 乳汁运送到宝宝口中。"树枝树叶"周围，就是起支撑作用的结缔组织和脂肪。

乳头

在乳房的中心位置，正常的乳头呈筒状或者圆锥状，表面呈粉红色或棕色，受到寒冷、触摸、性刺激时肌肉会收缩，乳头会坚挺。一般随着年龄增长会凸出，如果出现凹陷、扁平等，会在哺乳时阻塞乳汁，导致乳腺炎、婴儿吸食困难等，所以要及时矫正。

乳晕

乳头周围皮肤色素沉着较深的环形区域，直径为3～4cm。随年龄增长，乳晕会变大，颜色也会变化：青春期呈玫红色，妊娠期、哺乳期因色素沉着开始加深，呈深褐色。乳头和乳晕皮肤薄弱容易损伤。

乳晕腺（蒙哥马利腺）

乳晕周围鸡皮疙瘩似的小突起，它们会分泌出一种油性物质，可以帮助清洁、润滑乳头，防止乳头破损和感染。刚分娩完的女性，乳晕腺会产生一些特殊气味的分泌物，方便宝宝闻"香"找奶，吃得更香。

乳腺叶

哺乳时分泌乳汁的地方，15～25个乳腺叶构成乳腺。乳腺叶就像一串葡萄，也说像埋在脂肪里的树丛，树丛上的一片片"叶子"就是乳腺腺泡，这里会产生乳汁，然后流经"叶茎"小乳管到"树干"输乳管，直到乳头。

输乳管

和乳腺叶合成乳腺组织，它像树枝一样将每个乳腺叶与乳头连接。每个乳房有15～20根输乳管，以乳头为中心呈放射状，所以如果要进行手术，为了不损伤输乳管和乳腺叶会作放射状切口。

乳腺管

输乳管、小叶间乳管和小乳管的总称，专用于乳汁的存储和运输，如果乳腺管不通就会乳汁淤积。清除不及时，又碰上乳头被宝宝弄破，就易感染病菌，形成乳腺炎。

输乳管窦

在乳晕附近，输乳管膨大的壶腹就是输乳管窦，是储存乳汁的地方，婴儿吸奶时平滑肌会将乳汁从输乳管窦里挤出。如果输乳管窦的乳汁没挤干净，极易发炎。

乳房悬韧带

乳腺腺叶之间和皮肤垂直的那些纤维束，支持和固定着乳房。患乳癌早期，乳房悬韧带因为受到侵害而缩短，所以皮肤表面会出现"酒窝状"的凹陷。

瑞博士·好奇心报告

1 乳房是怎么挺在胸前的

乳房本身是没有肌肉让它挺立的，但外面包裹的皮肤和结缔组织极大地支撑着它，让它依附在胸肌上。悬挂乳房的韧带随着年龄增长会松弛 —— 乳房也就会下垂，这是即使锻炼也避免不了的事情。

2 开玩笑！男人的乳房也能分泌乳汁

对，男人的乳腺也具备泌乳条件，比如一些男性癌症患者服用雌激素药物，就会产生泌乳的副作用。

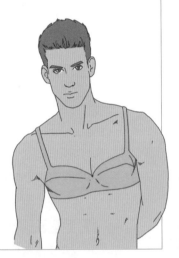

3 乳头颜色很深怎么办

乳头、乳晕、阴部的颜色本来就因为雌激素分泌的影响因人而异。一般来说乳房较大的女性颜色通常较深，而且年龄增长或哺乳，会加速黑色素沉着。阴部也因为摩擦的关系会变暗沉。这些都是自然的，不用太担心。

瑞博士·揭穿真相
关于乳房，你错了吗

1 **糟糕，我的乳房很小，宝宝奶一定不够吃**

错！决定乳房大小的是乳房内脂肪的多少，决定奶水多少的是乳腺的发育程度和分泌速度，因此奶水多少与乳房大小没有必然联系。

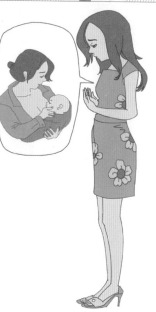

2 **乳头有黄色分泌物，是乳癌吗**

乳头有黄色、粉红色或透明分泌物，靠近乳头的地方不痛也没有肿块，那极可能是乳头瘤 —— 常见于40～50岁女性。大部分是良性，但要谨慎治疗，以免成恶性。

如果乳头有不明分泌物，且有肿块，会灼热、痛，那就可能是乳头发炎或乳癌。具体要找医生确认。

3 **较大的乳房更性感，所以乳房越大越好**

错！一般来说美丽的乳房应该是健康、挺拔、丰满且富有弹性的，乳房过大或过小都容易产生乳腺疾病。

4 **对于乳房下垂我们束手无策**

错！乳房下垂随着年龄增长的确不可避免，特别是丰满的乳房最明显，但纤小的乳房也不会因此而受到保护，这一切都取决于乳房所含弹性组织的多少和质量。但我们的生活习惯也对乳房的坚挺有影响：不良的饮食、过量饮用咖啡造成的月经前精神紧张，吸烟、温度过高的热水浴和长时间待在阳光下都对乳房有一定伤害 。

冷水按摩虽然不能避免乳房改变它们的外观，但可以减缓乳房皮肤的衰老。如果仅仅是由于皮肤松弛造成下垂，可以通过去除多余皮肤来解决；如果乳房缩小了，可以实施腺体缠绕术使乳房回复到原来的体积。

当我们谈论乳房时在谈些什么

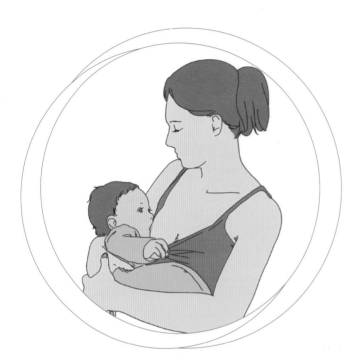

① 你的称呼表明你的态度

馒头、奶子、小笼包、飞机场……在这些或调侃或避讳的称呼里，大多隐藏着对乳房、对女性的调侃和不尊重。人们爱乳房，但并没有认真对待她们。乳房既不是隐疾，也不是获利的资本。女性作为乳房的主人，更应当正视它们的好与坏，接纳、面对它们给自己带来的身份，珍视上天的赐予。

② 妈妈的乳房不一样

妈妈的乳房养育婴儿、守卫家族，还能捍卫生命的传承：

"之前你只觉得它是一个器官，但实际上，你只有做了妈妈，怀孕、生产的时候，你才终于明白女人为什么拥有它。它能给婴儿最好最初的保护"——演员陶虹。

③ 安吉丽娜·朱莉与姚贝娜

虽不忍一再提及哀伤的事，但这两位名人的经历警醒着大家：一个乳腺切除术引起广泛关注，一个因设备、技术、理念等诸多原因最终陨落。人们关注她们的背后是对乳房最真切的渴望与焦虑。正是有了这样的心理，所以女性应该学会与自己的身体相处，守护住乳房的健康与美。

乳房里的学问

　　长久以来都是男性主导对女性乳房的审美权，而且很多女性同男性一样很关心胸部大不大、美不美、挺不挺，但乳房对女性的意义不只代表着美与健康，还关乎性与孕育、承载疾病与希望，一个女性想要守住这些乳房里的学问，就要拥有对乳房的所有权。

乳房、羞耻、性

　　保守的人羞于提及乳房的原因之一，在于它是身体的一部分，且成熟的它还时常与性相关。有部分保守的人，对乳房丰满的女性戴着有色眼镜，女性的性感大胸是没问题的，关键在自我意识的尺度在哪儿。同样，通过乳房获得性愉悦也是没问题的，因为那也是一种爱。

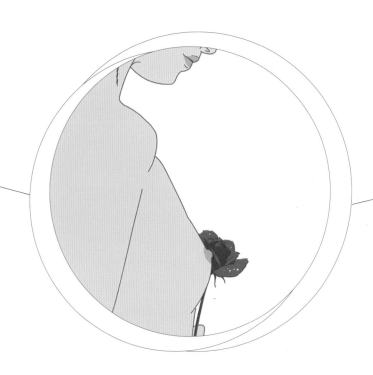

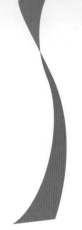

我家 cup 初长成

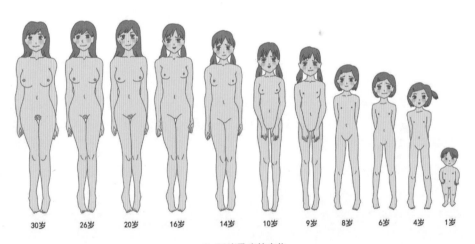

| 30岁 | 26岁 | 20岁 | 16岁 | 14岁 | 10岁 | 9岁 | 8岁 | 6岁 | 4岁 | 1岁 |

0~30岁乳房的变化

　　说到cup —— 罩杯，相信大家一定不陌生，说不定你正在进行从A到B或从B到C这一艰苦卓绝的斗争呢！罗马非一日建成，罩杯也非一日就填满。

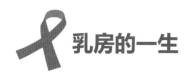 # 乳房的一生

小时候懵懵懂懂，对性别和发育毫无意识，但还是会有这样的疑问：妈妈说我们是女生，跟男生不一样，可为什么我看到的是女生跟男生一样，却和妈妈们不一样呢？比如妈妈们胸前都有两座"山峰"，而我们只有两颗"红豆"。其实，这两颗"红豆"早在我们还熟睡在妈妈肚里时就有了。

胚胎期

在胚胎发育的第一个月：乳腺区域表皮会增厚，渐渐隆起形成最早的乳芽，乳芽再慢慢长成空心的乳管芽 —— 输乳管的前身。到第四个月才形成乳头，等到出生已经具备乳房雏形了。

在这个时期有的会出现偏差：比如少长了一个乳房，或者多长了一个，多出来的那个常常是乳头状，这类情况只要没有健康问题就不必过于担心。

婴儿期

这时期的乳房一般是静止状态，胸部平坦，只有乳头部分因为母体内雌激素影响，会在短期内出现乳房肿大或乳头溢液。但不要去挤、揉，以免造成感染。正确处理办法是局部热敷以促进吸收。随着婴儿成长，体内雌激素下降，约3周后，乳房会恢复正常并进入静止期。

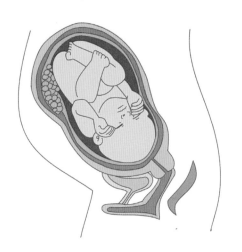

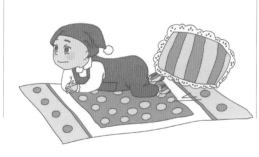

幼年期

也就是上图中的1~8岁，乳房一直保持静止不变，男女乳房并没多大差别，所以看到妈妈胸前总会觉得很奇特。

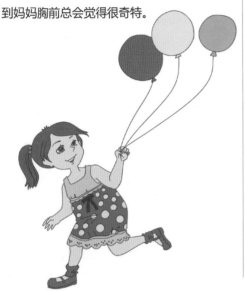

青春期

8~18岁，少女的乳房就像报春那样作为发育的第一信号，从蓓蕾初绽到渐渐变得丰满。

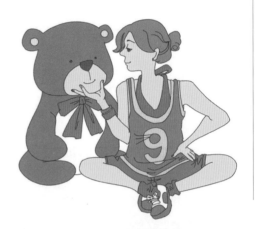

在9~10岁小学三四年级时，胸前两颗小"豆豆"就开始长大，"豆豆"下的皮肤也开始微微隆起，不小心碰到会有点痛，像是里面长了个小疙瘩。这些都成了那个时期女孩不敢说的秘密，生怕自己被当成怪物或绝症患者。

等到十三四岁豆蔻年华，"下面"突然流血了，再过半年开始长毛了，胸前也开始"颠覆"，而且性意识开始启蒙了。

其实这是女孩卵巢功能启动并分泌雌激素，让乳房开始发育：先是乳头突出，身体分泌的雌激素、黄体素让脂肪渐渐在乳头附近聚集，并且由于乳腺组织较硬而脂肪组织较柔软，所以乳房会慢慢隆起，而且因为它主要由乳腺组织组成，脂肪含量较少，所以坚挺且有弹性，形成这辈子最美的"风景"：成熟的形状和外表，还充满了继续成长的蓬勃朝气，这样的生机让人不得不感叹生命动人。

这期间有的乳房一侧先长，一侧后长是正常的。但要注意的是，青春期乳腺纤维瘤多发，所以妈妈要看看女儿的乳房是不是有疙瘩、乳头有没有内陷。还有，记得给她买第一件少女文胸，松紧合适的棉织品最好。

成年期

乳房过了发育高峰期，成长就缓慢了。20岁之后随着乳房内脂肪增多，会形成微微下垂的成熟型乳房，这让刚刚成年的女孩儿增添了几许温柔，几许性感。一般到这个时期乳房是基本定型了，除了怀孕能稍微改善一下，也有很多人尝试后天来补！一般在发育过程中的每个阶段，都有相应的辅助方法，能稍微拔高"山峰"，但是切记要以健康为前提，不然揠苗助长，别说提升cup，还可能酿成一场cup剧——杯（悲）剧呢！

中年期

可能乳房不再那么饱满坚挺了，这是发生乳腺癌的多事之秋，要随时注意乳房的细小变化，发现问题及时检查；别补充过多雌激素，谨防乳腺癌找上门。

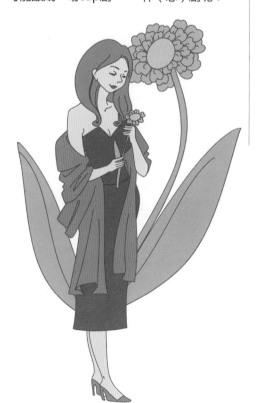

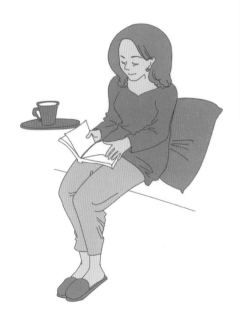

老年期

　　因为雌性激素分泌减少，乳腺叶慢慢萎缩，乳房也会变小。而弹性纤维的减少，则让乳房出现下塌、褶皱。这时候的乳房似乎也没什么好管的了，但恰巧是乳腺癌的第二个高峰期，因此每月一次的自检，每年一次的体检还是必不可少。

中国女性乳腺癌两个高峰

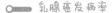
乳腺癌发病率

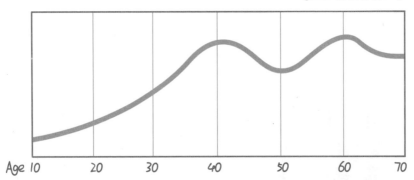

Age 10　　20　　30　　40　　50　　60　　70

瑞博士·悄悄话
乳房发育的秘密

　　因为种族、遗传、营养、地域、生活习惯等，每个女孩乳房发育的时间不一样：一般发育开始于11~14岁，20岁还没有发育成熟。但倘若15岁乳房还没开始发育就要注意了，如果超过18岁还没"见长"，就要考虑是否因病导致，最好去医院就医。

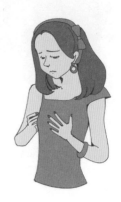

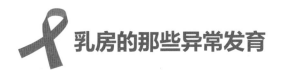

乳房的那些异常发育

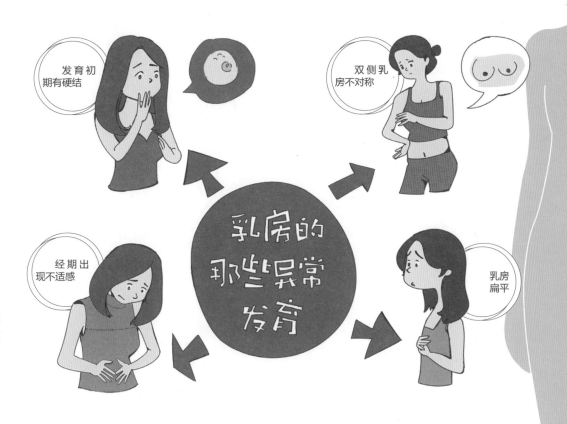

发育初期有硬结

经期出现不适感

双侧乳房不对称

乳房扁平

发育初期有硬结

一个摸上去圆圆小小的硬结，还隐隐作痛，特别是在不小心受到外力撞击或用力一捏的时候。这种情况，在发育期间不要用手乱捏挤乳房，尽量避免前胸受碰撞，等发育成熟后自然就消失了。

双侧乳房不对称

除了病理原因，一般乳房不对称是正常现象：对雌激素敏感的乳房，就长得大些，不敏感的乳房就小些。而且雌激素分泌多的乳房大，分泌少的乳房相对小点。但等到乳房发育成熟，这种差别就不明显或不见了。

经期出现不适感

乳房也受卵巢内分泌激素的影响而出现周期性变化。在月经来潮前后，会感觉到乳房胀痛、乳头痒痛等情况。这个时候要忍住，别随便用手去挤弄乳房、乳头，以免不小心造成破口而引发细菌感染；同时要经常用干净的毛巾蘸温开水清洗乳头、乳晕、乳房，以保持局部的清洁卫生。

乳房扁平

乳房发育主要受卵巢和垂体前叶激素（即催乳素）的影响：青春期卵巢卵泡成熟，开始分泌大量雌激素，从而促进乳腺组织增生。

在这个关键的过程中，乳房过小可能是因为：

1 胚胎时期原始乳房组织发育不良，影响乳腺增生，但卵巢功能正常。

2 卵巢功能发育不良，雌激素和孕激素分泌减少，这常常伴随着月经过少或闭经。

3 过度节食，在体重明显下降的同时，乳房的皮下组织和脂肪组织也显著减少。

4 或者是婴幼儿时期乳房部位受了感染。

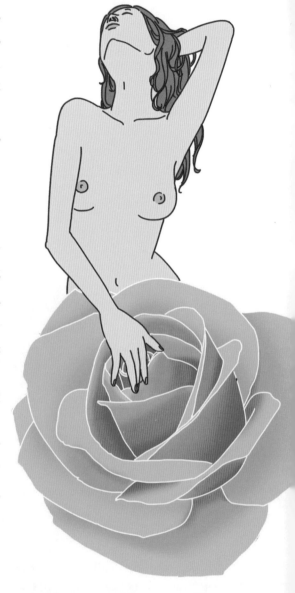

即使乳房小，也最好别用市面上那些丰胸催长的激素药物，不然易破坏体内激素平衡，久而久之导致乳腺癌，可以通过增加摄取豆类、肉类、脂肪、维生素来调节。

瑞博士 · 知识便利贴
乳房一大一小怎么办

一些不好的习惯也可能导致乳房大小不一，那就一点一点去养成均衡的乳房大小：

1 注意睡姿，常常侧向一边睡觉会让乳房受到自身重量压力，加重发育不平衡。可以在侧睡的时候，在乳房下面放一个软软的枕头，缓解乳房受到的压力。

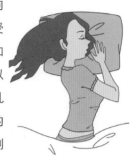

2 按摩能很好地促进乳房发育：用手扣住乳头下方，轻轻往乳房基部旋转揉摩，每侧乳房按摩10次，直到乳房发热。

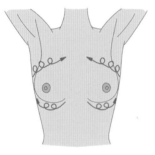

3 经常用手指牵拉乳头，对防止乳头内陷有作用。

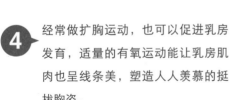

4 经常做扩胸运动，也可以促进乳房发育，适量的有氧运动能让乳房肌肉也呈线条美，塑造人人羡慕的挺拔胸姿。

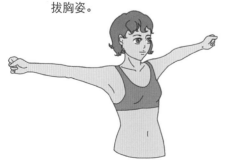

5 对乳头先天畸形，愈早矫正愈好。可以用小酒盅扣在乳头上，外面用布带固定；或者用吸奶器抽吸，每天1~2次。

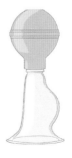

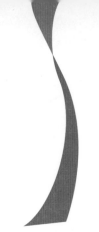

cup 养成要有术

激素、遗传、环境……很多因素对乳房发育、cup养成有影响，若有不当则会异常，引起内心骚乱，所以cup养成也需要修炼。

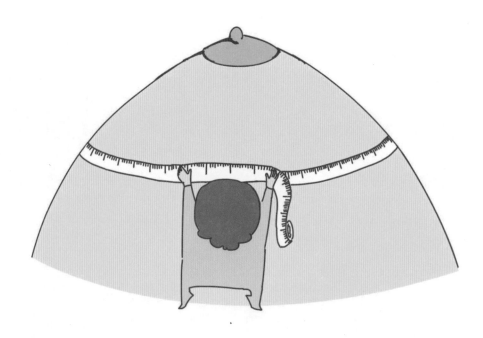

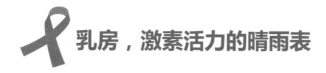

乳房，激素活力的晴雨表

乳房发育和激素接收器敏感度高低有关，如雌激素、黄体素、催乳素。健康的乳房发育，就是要在适当的时候平衡体内的激素活力。

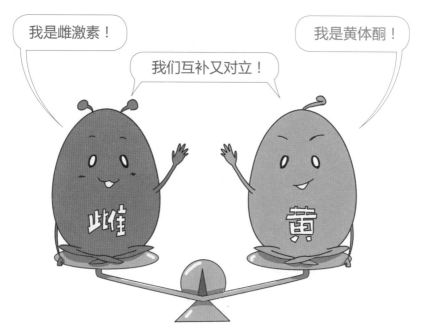

雌激素

雌激素主要是让脂肪堆积在乳房，促进乳房各组织和导管系统发展，但对制造乳汁的乳腺小叶和小泡影响不大。比如雌二醇，能促进乳腺增多，刺激乳管发育；保证乳头生长及乳晕颜色加深；促进乳房血管形成，增强毛细血管渗透性。总而言之，能让乳房隆起、充满水分、绷紧挺立。

但3种激素中只有雌激素不会使乳房分泌乳汁。

男有睾丸酮，女有雌二醇，雌二醇是雌性激素中值得赞美的激素，当然前提条件是这些激素的分泌都很均衡。除了雌二醇，雌激素还有很多其他种类，从青春期到绝经期，卵巢滤泡一直在不断地分泌它们。

雌激素有加速人体生长和结束生长的作用。到成熟年纪，雌激素不断作用于乳房和女性生殖器，让我们上有傲人资本，下面健康，脸上发光。而且它还有别的作用哦：

19

① 雌激素能促进钙、磷等矿物质的合成和固定，能维持骨密度。这也是为什么更年期女性绝经之后，容易骨质疏松：雌激素分泌减少，钙代谢异常，会导致骨质丢失速度加快。由此该知道年轻时候均衡钙营养多么重要了吧。

② 雌激素还能保护血管，防止动脉粥样硬化。像血管慢性病变这类疾病能让脂肪在管壁上沉积形成黄斑，然后还可能引患高血压病和其他严重血管疾病。一般，男性因为雌激素相对较少所以更容易受到这些疾病威胁，咱们女性呢就相对有一段无忧时光，但当卵巢停止工作，麻烦也就来了。

③ 一定量雌激素能增加皮肤厚度、水分和弹性，减少皮肤皱纹，防止老化。此外，还可以减少皮质腺的分泌，这同雄性激素的作用相反。至于皮脂腺是什么？我们只需您要知道：它能分泌皮脂，滋润乳房等的皮肤和毛发，并能杀灭皮肤表面细菌。

④ 我们的身体每天都在进行新陈代谢，雌激素在这个日常工作里能保持水分和盐分不过分丢失，不然就要出问题啦。

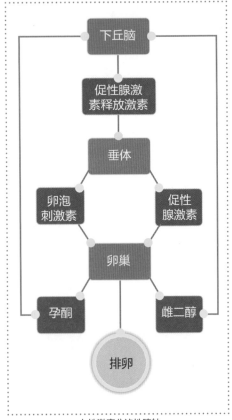

女性激素分泌性腺轴

⑤ 雌激素在血液凝固、糖类和脂类的代谢等方面同样发挥着作用，它在血液中的比率还调节着下丘脑的活动。

　　没错，正如你们想象的那样几乎没有器官是与雌激素没关系的，人体的很多运作都少不了它的帮助，没有它妊娠不可能维持。

黄体素

　　黄体素也称黄体酮，担当缓和剂角色。只有在雌激素存在的情况下，黄体素才会发挥缓和雌激素的作用，阻止输乳管增值，减轻子宫和乳房周期性水肿。黄体素还能促进乳腺小叶末端导管发展成小腺泡 —— 就是它在促进分泌乳汁。

　　黄体素和雌二醇两个是"离不得又合不来"的关系：互相补充又对立。只有在两种激素都均衡的情况下，乳房才能均衡发育。如果你感觉乳房绷得紧紧的，还有疼痛感，那就是雌二醇占比重较多。

催乳素

　　是促进乳汁分泌的雌激素。在怀孕期间与黄体素一起促进乳腺发育。在分娩后它的量会增加，能帮助泌乳。

　　关于激素对女性的重要性，可参考本次"你好"系列丛书之《你好 卵巢》，里面详细介绍了激素与女性的容貌、孕育、抗衰等的关系。

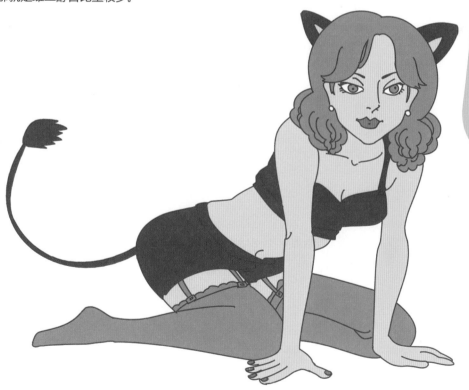

体内激素平衡的女人就像小野猫

是什么造成乳房发育不良

青春年少的任性

幼年体弱多病，正气亏虚会让乳房发育不良；还有的孩子偏食厌食，结果营养不均；管不住嘴，爱吃生冷食物；偷懒，不爱吃早餐，饮食没有规律，或者是因为怕胖盲目节食；身体上，月经初潮后长时间不正常，也会使气血亏虚；有些孩子学业繁重，用脑过度，精血都供给了脑髓，乳房营养就会失衡；性意识萌发，好奇心驱使过度手淫会伤害肾精，让机体营养不足。

身体各种失调

乳房也是在各种激素均衡下才能健康成长，所以如果内分泌失调，会让月经不顺、卵巢功能不全，这样就没办法分泌足够的雌性激素，乳房和"下面"就会出问题。

脾胃功能失调，胃口差、食量小、消化差，营养供给就不足；过劳、压力大，就会让负责解毒代谢、免疫防御的肝出现功能失常；如果心肺功能不好，会让乳房血液循环不顺，容易出现疾病等；甲状腺功能如果太亢进，新陈代谢的速率会异常，影响乳房结构组织改变；女性经过生产这个大关，内分泌会大变，坐月子期间没调养好，乳房就会在哺乳期后萎缩下垂。

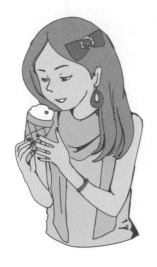

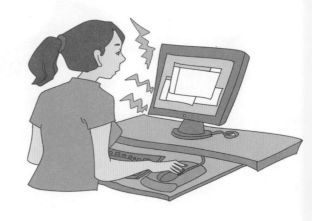

青春期迟缓

不一定发生在青春期，而是长期营养不良、生活不规律、情绪长期压抑以及遗传，造成青春期迟缓，影响乳房发育。

快速减肥

不管什么样的减肥，乳房缩小不可避免，而且减得越猛越快越容易损伤皮肤纤维，让皮肤没有足够的时间适应乳房的新体积。

快速减肥会让内分泌功能失调，雌激素和孕激素可是乳房发育、堆积脂肪的战将，一旦失衡，后果可想而知。

如果节食减肥，营养摄取不恰当，不仅让乳房发育受阻，还可能萎缩下垂。所以减肥控制在每周0.5~1kg为宜，要搭配蛋白质等的均衡摄入和胸肌锻炼。

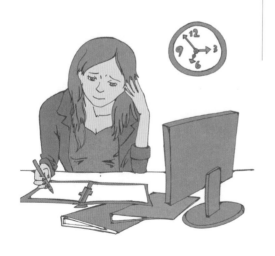

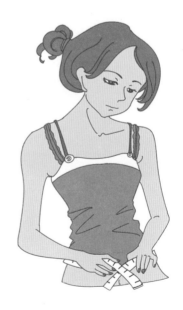

注意你的睡姿还有别挤压胸部

　　长期偏向一边睡觉虽然能保护心脏，但会增加乳房不对称现象；老趴着睡觉，你的乳房组织会提前老化松弛、变形外扩，血液循坏不良；强力挤压易让乳房内部软组织发生你看不见的挫伤或内部增生，而外部或许就是你能看到的形状改变，如双乳下塌下垂等。

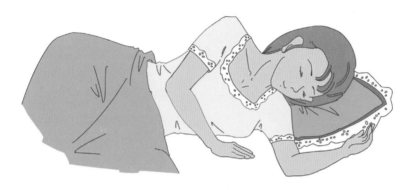

瑞博士·超级话题

让乳房有型有范儿

①　丰胸有术，姐妹们"挺"起来

　　丰盈挺拔的身姿让美丽看得见，想要做"挺"好的女人，下面的方法及整形修复补救法可以酌情参考表1。

表1　丰胸整形修复法

手术名称	方法	整形修复
注射丰胸	相比自体脂肪丰胸，这个主要是注射液态材料，如玻尿酸，从而使乳房饱满、手感好，关键不会出现僵硬，而且用时短，因此得到很多人青睐 　　其实这是一种无法回头的手术，一旦出现肉芽肿、破溃、炎症、出血、硬结等并发症，很难彻底清除注入的材料，会给乳房在美丽过后留下终身痛苦，有的甚至要切除乳房才能挽救，因此美国已禁止使用，我国三级甲等医院也几乎不采用。对此有考虑的女性须慎重	普遍注射的是玻尿酸、液体硅胶，操作简单但并发症风险高，出现并发症须把原有注射物通过特殊方法取出，再同时进行二次隆胸，完成"畸形美"到正常美过渡的艰巨任务

续表

手术名称	方法	整形修复
硅胶囊假体丰胸 历史最长久、运用最广的丰胸术，能矫正乳房缺陷	根据不同的情况，在腋下、乳晕下、肚脐切口，再植入硅凝胶假体，适用范围很广 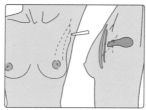 腋下切口 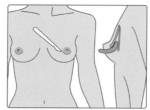 乳晕下切口 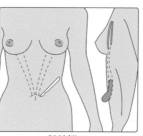 肚脐切口	按原手术切口将原假体取出后进行包膜挛缩去除术，进一步剥离假体植入，给再次隆胸假体一个充足的空间
自体脂肪丰胸	属于注射丰胸中的组织注射，从臀部、腰腹、大腿等部位抽取脂肪，经特别处理后再注入到乳房底部，从而增大乳房体积。由于是自身脂肪组织，所以相容性好，不会出现排异反应，塑形后的手感柔软自然，而且容易控制乳房高度与大小 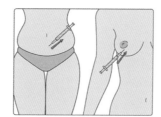	若丰胸需要修复须在手术失败后半年之后进行，而且先要对身体做全面检查，确保身体健康，查明失败原因。修复比手术更复杂，所以不论手术还是修复都请到正规医院 因为吸脂效率问题，一般需要进行两次以上手术，目前市场上吸收脂肪成活率最高的在75%左右，普通为30%~40%。超过75%这个数字的一般是虚假宣传

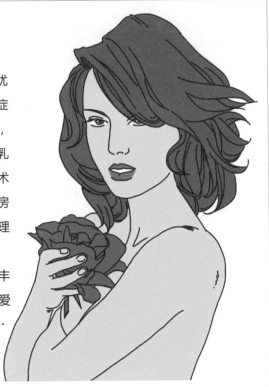

当然，有人为胸小烦恼，也有人为大乳忧心。大胸，也有应对解决的办法：比如巨乳症可以尝试乳房缩小术；还有乳房下垂、畸形，也可实行有针对性的下垂矫正手术，乳头、乳晕再造术，乳头内陷矫正术，乳头过大矫正术等。而如果是进行了肿瘤切除术或先天性乳房缺陷需要进行乳房再造术，获得乳房美或心理上的满足。

成竹在"胸"是女人自信的资本，但是丰满绝对不是美丽胸部的唯一标准。所以，关爱胸部也请关爱它的全部：健康、美、挺拔……

❷ 隆胸手术、乳头凹陷会影响哺乳吗

Q 如果我做了隆胸手术，以后还能喂奶吗？

A 多数情况下，动过隆胸手术的女性都能顺利哺乳。能否哺乳很大程度上取决于手术填充物置入的方式，所以你在动手术前要跟医生讲清楚。

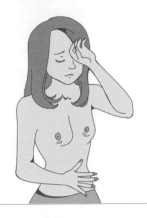

Q 我有乳头凹陷，会影响哺乳吗？是不是乳腺癌的先兆？

A 有一成的女性乳头会凹进去，这是一种正常现象，不必担心。如果本来是凸出来的，突然凹进去了，最好还是去看医生。但不管怎么说，哺乳可以实现，也不太可能是乳腺癌的前兆。

乳房 7 点日常养护，改善发育不良

清洁和按摩

尤其是乳头先天性凹陷，建议用专门的浴刷来清洗乳头乳晕。在淋浴时以乳头为中心，用体刷对乳房做旋转式按摩，不仅能刺激血液流通，还可轻微蜕掉上层的死皮。其间可以轻轻提起乳头，多次反复。

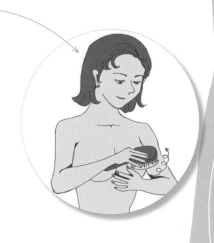

按摩要注意正确方法，别随便拍打或向下按，不然乳房会越来越小的。按前先抹上按摩霜，要顺着乳腺组织向上画圈。

另外也可以用精油配合穴道，每次按压5秒，一次5~6个回合：

膻中穴 胸部平行线上的中心点，正对到胸骨上的位置。

乳根穴 双乳中心点向下，乳房根部的正下方处，一边一个。

天溪穴 乳头向外延长线上，将手的虎口张开，正对乳房四指托住，拇指对着乳房外侧7cm的地方(第4、第5肋间)。

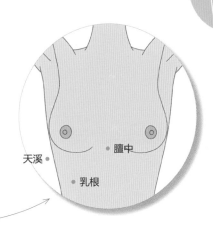

在按摩时，最好每隔5分钟用冷水泼洒1次，水越冰对乳房尖挺越有效。

做好健康管理

想让乳房正常发育，别让生活压力太大，睡眠要充足，动物蛋白等营养摄取要均衡。这些被医生时常念叨的叮嘱都是打基础，做到了能改善脾胃功能失调，肝功能失常、血液循环失调等。是量变引起体质质变的典型。

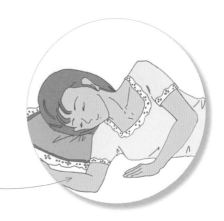

多温水少香皂

一般为了保持乳房局部卫生，要用温水冲洗；也可以适当冷热水交替洗，以增强乳房血液循环，这能帮助保持乳房弹性和挺拔。

常用香皂清洗，不仅能让皮肤表面不断碱化，让乳房局部酸化较难；还会洗掉乳房皮肤表面的角化层"保护伞"，让乳房出现局部过于干燥、黏结、细胞脱落，结果表皮层肿胀；而且乳房皮脂腺和大汗腺分泌油脂——这层润滑乳房皮肤的物质也会被清理掉。

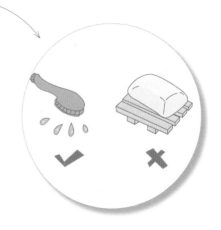

"她"的皮肤也会干燥

秋天日夜温差大，忽冷忽热让皮肤抵抗力下降，所以乳房很容易干燥、粗糙、皱纹、细纹、衰老也很常见。所以，秋天别频繁地清洗乳房，洗后也要注意抹身体保湿乳液。

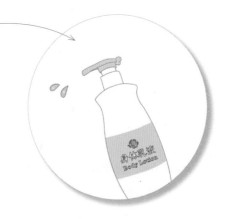

那些美胸的食物

猪蹄、牛蹄筋、鸡翅、鸡皮、鱼皮、软骨……这些高胶原蛋白物质，被称为"骨中之骨，肤中之肤"，能增强肌肤弹性、抵抗衰老。

所以合理规划下面的膳食，让胸部别变形：

维生素E：芹菜、核桃等，有助胸部发育。

维生素A：椰菜及葵花籽油等，有利激素分泌。

维生素B：牛肉、牛奶及猪肝等，有助激素的合成。

锌、铁、钙、蛋白质：必备的营养素。

蔬菜、水果：有丰胸健美的功效。

药膳类：红枣、山药、桂圆、川芎等，都有活血、补血、补气的效用。

正确运动，别让乳房变形

适当的运动能塑造乳房健美，但过量运动或内衣穿戴不正确，就会对乳房造成伤害，特别是跳绳、跑步、骑马时，记得穿吸汗性强、透气性好、肩带不易滑落、能防止双乳过度摇摆的运动内衣。另外坚持俯卧撑、游泳、手球等胸部运动能锻炼胸大肌，增加胸部血液循环，对乳房发育有好处，建议适当进行。

睡姿正确，hold 乳房压力

仰卧睡觉且不要总朝一个方向以免发育不平衡，如果老趴着睡觉已经出现了一些不好的形状改变可以在背部垫个小枕头来改善。另外，和他爱爱时，请他别hold不住力道挤压乳房，造成内部疾患。

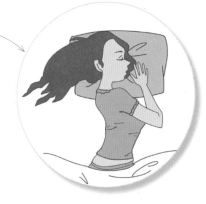

乳房的样子：像饼，像梨，像木瓜

正常的乳房应该与身体各部分协调一致，构成人体曲线美。但因年龄、种族、遗传、哺乳等因素，每个人的乳房形状各不相同。

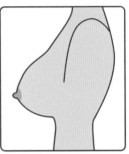

③

圆锥形

不良的生活习惯，胸部不结实，都易让脂肪组织遍布在乳房下部乳房隆起尖长，这种乳房也算得上健美。但随着年龄增长，可能会成下翘形。

①

扁平形

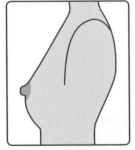

②

半球形

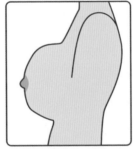

所谓的飞机场形状，站着和睡着一个样，因为血管阻塞导致先天发育不良或遗传造成的。如果不是遗传，那青春期就多注意饮食营养，可适当进补丰胸食品，持续按摩避免乳腺阻塞。

常轻轻地抚摸乳房，由内而外画圆推开，让乳房及附近的淋巴结保持畅通，把它当情人一样去关爱。定期为乳房做体检，如果有硬块，可以涂一些按摩油或刮痧膏，用手指指腹慢慢按摩，推开块状物，畅通阻塞的结节，把坏征兆扼杀在摇篮中。

圆盘形

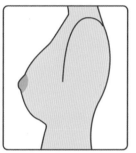

没有集中收拢，像倒扣的盘子。这是因为血液循环不好，黄体素分泌不足引起的。要避免节食过度，注意营养均衡，坚持运动。生理期前后多摄取蛋白质和胶质食物。

下垂形

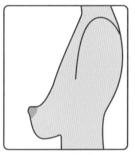

这类乳房皮下脂肪很少、皮肤松弛、乳腺萎缩。大多是产后、不良减肥、日常保养不当引起的，也有服用雄性激素药物过多的原因。如果是产后造成的，就多吃些韭菜、大白菜，再做做保养。

　　拥有美丽的胸部是每位女性梦寐以求的。但乳房美丽的标准可因年代、种族以及审美观点的不同而有所差异。欧美人崇尚硕大、饱满、富有弹性并有一定程度下垂的乳房；而在我们国家则以圆、柔为美，圆不仅包含了中国人追求"圆满"的喜好和希望，也是对美好事物的线条挑剔。所以不少人对半球形乳房情有独钟，但乳房在哺乳后会有一定程度下垂或略呈扁平；而老年女性的乳房常萎缩下垂且较松软。

　　其实，不管是何种胸型，都应该挺起胸膛做人，这样不仅能让胸部曲线更漂亮，散发更多自信，而且还能有效延缓乳房下垂。

瑞博士·好奇心报告
从乳房也能看性格

德国性科学家皮伊罗·罗伦佐尼说："一个女人的乳房和她的星座一样，能表明她的性格"，并做出了下面的形象阐释：

"樱桃"乳：
　　拥有这种乳房的女人不仅风趣，还很容易兴奋：喜欢玩，很聪明，对性有兴趣。

"西瓜"乳：
　　它们的主人喜欢吃，想得到宠爱和赞美，对性没多大兴趣。

"柠檬"乳：
　　如果男性想拥有一个活泼的女友，那就选"柠檬"乳形女孩吧，她们喜欢生活，有自嘲的勇气，会让生活充满乐趣。

"菠萝"乳：
　　有这种椭圆形乳房的女孩很聪明，很浪漫，很忠贞。只要付出真心，一般不会轻易放弃这段感情。

"柚子"乳：
　　拥有这种别致而挺拔乳房的女性害羞而朴实，似乎对性不是很热情，但这并不妨碍她们的体贴温柔。

"橙子"乳：
　　她们自信，且知道自己的奋斗目标，她们喜欢交谈、交友，但却不会随便托付自己的终身 —— 拥有这类乳房的女性就是这么有个性。

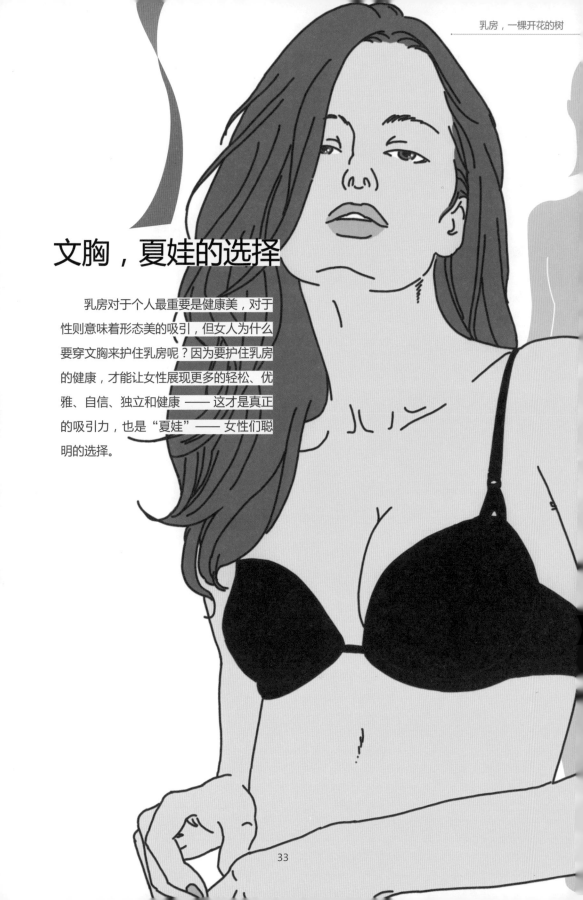

文胸，夏娃的选择

　　乳房对于个人最重要是健康美，对于性则意味着形态美的吸引，但女人为什么要穿文胸来护住乳房呢？因为要护住乳房的健康，才能让女性展现更多的轻松、优雅、自信、独立和健康 —— 这才是真正的吸引力，也是"夏娃" —— 女性们聪明的选择。

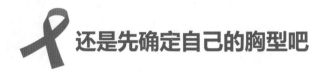 # 还是先确定自己的胸型吧

原因不用说了吧，不了解自己的胸型，怎么去选内衣呢？所以准备好你的软尺和笔吧。

"胸围多大？75？80？"第一次去买内衣的时候估计被问懵了吧？这胸围分上胸围和下胸围，测量嘛能找到闺蜜帮你最好，因为自己测会不准：

1 **上胸围这样量**

乳房最丰满的那一圈，测量的时候记得要托起乳房让乳头和后背平行。

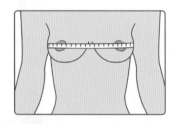

2 **下胸围这样量**

乳房下面胸腔那一带，就是穿文胸时，下面钢圈和后背扣子那一圈。一般下胸围是由身体骨架和胖瘦决定的。

但我们买内衣时说的胸围是以下胸围做参考的，即文胸的标准号：70、75、80、85、90、95、100、105。

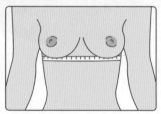

一般来说测量胸围有2.5cm的误差范围，比如量出来的是67.5cm，那就要穿70号（标准码）的文胸。如果偏巧量出来是77.5cm，那75号和80号胸围大小的文胸都可试试。

3 罩杯这样算

"你是A、B、C、D、E哪个罩杯呀？"罩杯（cup）的大小指的就是文胸"杯"的深度：**罩杯＝上胸围－下胸围**，这里就不用涵盖那2.5cm的误差了。

罩杯大小具体划分：

杯：7.5cm以内

杯：10.0cm左右

杯：12.5cm左右

杯：15.0cm左右

杯：17.5cm左右

杯：20.0cm左右

算好了胸围和罩杯，就可以去买内衣啦。

瑞博士·悄悄话
测胸围也要稳准狠

很多因素是会影响胸围测量准确度的，所以身上没多少脂肪的可以前倾30°，再测量上胸围。如果身上和背部脂肪较多，那就上身稍稍前倾，弯腰45°测上、下胸围。

而且一般扁平得像个"饼"似的乳房，量出来的差值越小，反而选的杯级要大。比如，你把散沙式的乳房拨拢成形，测量计算出是B杯，那还是穿C杯吧。

脂肪偏多的乳房，测量计算出是某个杯级时，真正穿戴的罩杯应该选大一级。也就是若量出来是C级，通常穿D级。

你真的了解文胸吗

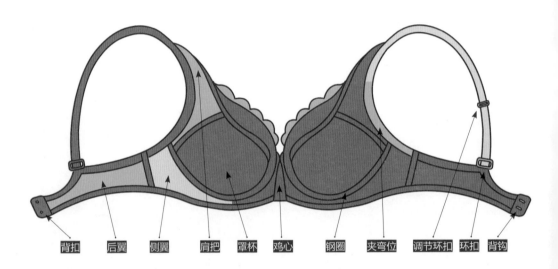

背扣　后翼　侧翼　肩把　罩杯　鸡心　钢圈　夹弯位　调节环扣　环扣　背钩

　　这个问题或许会让人嗤之以鼻：文胸天天见，哪能不认识？好吧那就先看上面这张图吧？

　　这就是我们日常穿戴的文胸，这么多构造估计让人惊叹，但如果你清楚地了解它们，那买内衣就不会一无所知了。

什么是罩杯

图中的罩杯就是包住乳房的那一大块半圆形，主要作用是保护乳房、改善乳房外观。罩杯按包容度来划分有全罩杯、3/4杯、1/2杯、5/8杯（表2）。

表2　文胸各罩杯特点

胸罩分类	图	特点
全罩杯	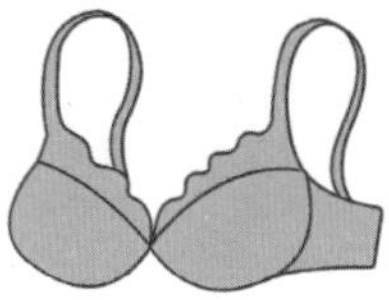	包容性好，特别适合大胸妹子，能把腋下的赘肉也塞进去。穿起来感觉稳定安全，可以避免胸部外扩或下垂
3/4杯	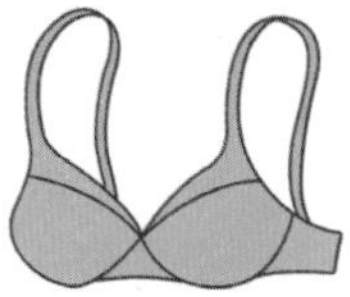	鸡心位低，两侧高，包容性还可以，聚拢效果好，大多都适用，但更适合圆盘形较小的乳房和圆锥形适中的乳房
1/2杯	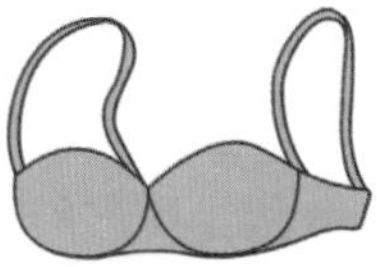	能很好地承托乳房，使乳房显得很丰满，可以修正乳房下垂，所以适合胸小或下垂的女性，但不能长期穿，不然会形成胸部外扩，产生侧乳。而且聚拢效果不很好，所以胸部比较丰满或者下垂的女性不适用
5/8杯	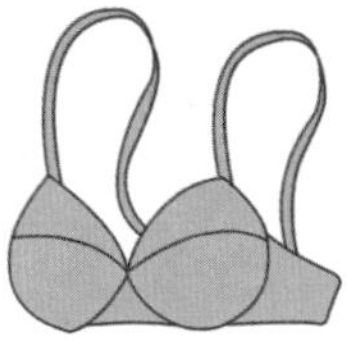	包容性少，但性感。适合搭配低领衣服

罩杯有一个深浅的问题，深罩杯一般较薄，适合丰满、胸部脂肪集中的女性；浅罩杯，适合胸小、脂肪比较分散的女性。

什么是模杯

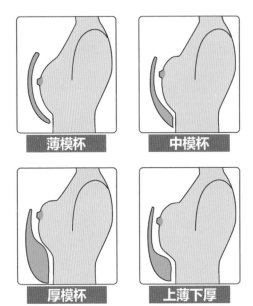

指的就是文胸里的海绵"碗"，能保护乳头不易受伤。直接露出海绵垫的文胸就是模杯文胸，调整胸部曲线的功能比较强。当然也有在海绵垫外贴上布做成的夹杯文胸，这种文胸承托效果比较好；还有就是油袋外包海绵，油袋里面一般会放含有矿物油的柔珠、四季常温的精油，这种文胸能聚拢出迷人的乳沟。

模杯有很多不同厚度的，一般乳房丰满挺拔的女性适合薄模杯，娇小的A罩杯女性可以用厚模杯来提高胸部，改善乳房形状。

什么是鸡心

鸡心是文胸正中连接两侧罩杯的部分，主要是稳定左右"两个碗"，让它们对称、平衡，从而定型、支撑胸部。一般鸡心的高度跟左右两胸的胸距有关，鸡心位呢，它的高低直接影响上身效果，一般鸡心位越窄越有利于聚拢；越高越有利于向上提升，所以对应就分了高鸡心、中鸡心、低鸡心。当然还有前扣的无鸡心内衣。

高鸡心位　常常用于全罩杯，包容性好，承托力大，穿着很舒服，适合胸型丰满的人，提升效果好。

中鸡心位　常常用于1/2杯，上托力很好，承托力比较均匀，但提升效果一般，适合胸部大小适中的女性。

低鸡心位　常常用于3/4杯，有很好的聚拢、侧收效果，想要性感乳沟的女性可以选用，但一般不适合大胸女性。

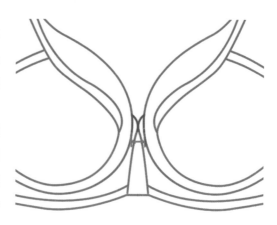

不知道女士们有没有这样的烦恼：要么是乳沟那一溜下来感觉内衣压到肉了（图中绿线部分的内侧压），要么是钢圈顶端鸡心位顶着不舒服（图中蓝线部分）。

内侧压，跟你所选内衣的鸡心间距（图中红色部分）有关。一般来说钢圈内侧弧度合理，鸡心间距足够小，即使是非连胸妹子，挑战高鸡心内衣也不会被侧压。

另外一个是鸡心上侧顶着胸骨的问题，有下面几个建议可以参考：

A 罩杯侧面和下侧的厚度越大，鸡心处的压力就可能越大。所以那些上薄下厚和侧面比较厚的罩杯会相应地增加鸡心处的压力。

C 罩杯的最下侧距离鸡心处越近，给到鸡心处的压力越大，聚拢效果越明显，但要耐住如"梗"在胸啊。

B 一般圆杯比尖杯的鸡心处压力小。

D 杯口越深，鸡心处压力可能越小，即杯口开的比杯口内扣的鸡心处可能更舒服。

总的来说，鸡心给乳房的感觉舒不舒服，主要取决于钢圈和罩杯的设计，比如高鸡心就比较适合大杯。所以女士们买内衣的时候如果找到一款穿着不"压"胸的内衣，就好好参考他们的设计做以后的购买参考。

什么是边幅（侧翼）

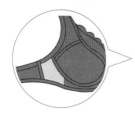

用来收紧和稳定腋下的肉肉，这样副乳就不易出现，也让文胸没那么容易下滑和移动。边幅越高，包容性越好，胸型就会越集中。

什么是后比（后翼）

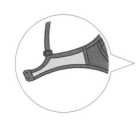

用来收紧和固定背部的肌肉，帮助罩杯承托胸部并固定文胸，适当加宽能分散背部压力，穿起来更稳。一般都用弹性比较大的材料制作。

什么是下扒

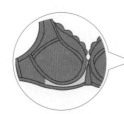

文胸最下面那一绺，用来支撑上面的两个"碗"，防止乳房下垂，还能把多余的肉肉通过它移到"碗"里。

文胸对应也分有下扒和无下扒两种。有下扒的如果再加宽，能提升稳定度，乳房下垂的女性长期穿着能提高胸部，改善胸型，丰满的女性也很适合。

无下扒文胸，穿起来简洁舒适，特别适合胸部娇小的女性，而且这样的设计能减轻鸡心位的压力。

什么是侧提（夹弯位）

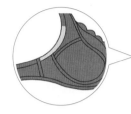

"碗"靠手臂的位置，加高、加宽夹弯位能提高文胸包容性，收拢并且固定腋下脂肪，包裹副乳让胸型看起来更圆润。

什么是肩带

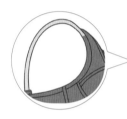

大杯罩内衣加宽肩带能减轻对肩部的压力，穿起来更舒服，而且还能适当提拉胸部，适合丰满的胸部。

肩带越往中间设计，承托力和聚拢效果越好；Y型肩带，可以防滑脱，让杯型更稳定；X型肩带，适合夏季露背装的装饰型肩带。

什么是钢圈

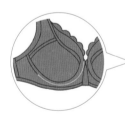

钢圈能支撑、改善乳房形状，但要注意它的缝制工艺，不然会刺穿材料伤到乳房。长期穿戴钢圈文胸会对乳房造成压迫感，适当穿无钢圈内衣能预防乳腺疾病。如果发现乳房周围有严重的钢圈压痕，那内衣就不适合。

瑞博士·知识便利贴
文胸的作用和危害

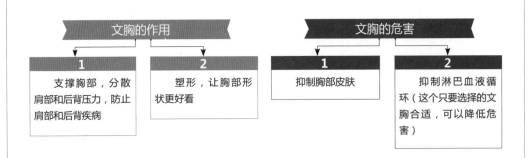

文胸的作用		文胸的危害	
1	**2**	**1**	**2**
支撑胸部，分散肩部和后背压力，防止肩部和后背疾病	塑形，让胸部形状更好看	抑制胸部皮肤	抑制淋巴血液循环（这个只要选择的文胸合适，可以降低危害）

所以每天穿文胸的时间尽量别超过**10小时**。尤其是在睡觉的时候，如果穿着文胸，胸部的温度和催乳素的含量会比不穿的时候高，很容易引发乳腺疾病甚至癌症。

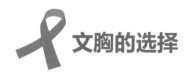

文胸的选择

　　文胸没选对，会给你带来各种各样的烦恼，比如肩带老下掉，弄得自己手忙脚乱；比如胸罩太紧，总感觉憋闷瘙痒……出现这些情况，应该义无反顾地去商店重选内衣。

　　可怎样才能选好内衣呢？

①【肩带常下滑】

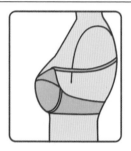

　　①文胸罩杯太小、太松。尤其是C杯以上的女性，如果穿36C，一天下来肩膀痛，那就换成36D吧。

　　②内衣背带款式不适合你的肩形。比如削肩美眉适合后背U型设计，或者内收型而不是外侧型的内衣。

　　检查背带尺寸对不对最简单的办法是看背带是不是与地平行，直直穿过背部，如果是向上或者向下拱起，就换个小尺寸的。

②【文胸经常上窜】

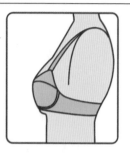

　　那是因为文胸底边太松，或者尺寸不对、胸杯太浅。

③【胸部有压痕，腋下有突出】

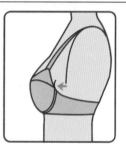

　　胸部有压痕说明罩杯选小了；腋下都突出去了，说明文胸边幅太小或侧提太窄。

4 【罩杯上沿要么空荡荡】

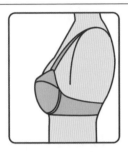

空荡荡是因为罩杯大了，压胸说明罩杯小了。另外也有乳房溢出来的情况，那是因为罩杯小了或者形状太尖了，装不了。

5 【背部有勒痕】

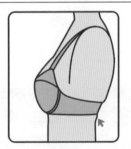

试试那些肩带加宽的文胸吧，窄了紧了就容易勒进去，加宽能增加支撑力和固定性，还能分散和均衡脂肪。或者选不加金属丝的胸罩也是可行的办法。

6 【所有内衣都一个尺寸】

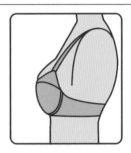

半杯的34B和全杯的34B可不是一回事儿。买半杯的胸罩一般都要比全杯的大一个罩杯。而且不同风格、品牌的内衣，它们的尺寸标准也会不一样。

选购内衣 11 个原则

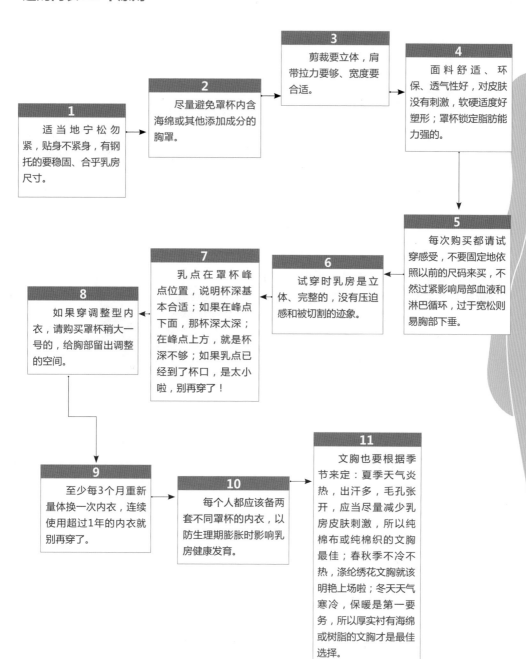

1
适当地宁松勿紧，贴身不紧身，有钢托的要稳固、合乎乳房尺寸。

2
尽量避免罩杯内含海绵或其他添加成分的胸罩。

3
剪裁要立体，肩带拉力要够、宽度要合适。

4
面料舒适、环保、透气性好，对皮肤没有刺激，软硬适度好塑形；罩杯锁定脂肪能力强的。

5
每次购买都请试穿感受，不要固定地依照以前的尺码来买，不然过紧影响局部血液和淋巴循环，过于宽松则易胸部下垂。

6
试穿时乳房是立体、完整的，没有压迫感和被切割的迹象。

7
乳点在罩杯峰点位置，说明杯深基本合适；如果在峰点下面，那杯深太深；在峰点上方，就是杯深不够；如果乳点已经到了杯口，是太小啦，别再穿了！

8
如果穿调整型内衣，请购买罩杯稍大一号的，给胸部留出调整的空间。

9
至少每3个月重新量体换一次内衣，连续使用超过1年的内衣就别再穿了。

10
每个人都应该备两套不同罩杯的内衣，以防生理期膨胀时影响乳房健康发育。

11
文胸也要根据季节来定：夏季天气炎热，出汗多，毛孔张开，应当尽量减少乳房皮肤刺激，所以纯棉布或纯棉织的文胸最佳；春秋季不冷不热，涤纶绣花文胸就该明艳上场啦；冬天天气寒冷，保暖是第一要务，所以厚实衬有海绵或树脂的文胸才是最佳选择。

45

按年龄选文胸

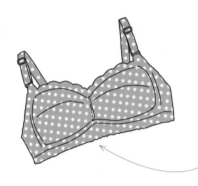

1 少女时期 青春期身体变化比较大，胸前的"峰景"娇嫩而且在不断崛起中，所以妈妈们别想着给孩子"随便买个戴戴"就了事，这个时候文胸应该以夹棉围和双针织布为主，选择肩带和下扒位比较宽、没有钢圈的款式，既能给乳房轻松的发育呵护，也有足够的成长空间，这样就不用频繁换胸罩啦。

2 青年时期 因为激素的原因，在月经前后，乳房也会有忽大忽小的生理周期，如果这样的大小变化确实很明显，可以多买几款供不同生理期穿戴。而且可以准备一件稍微比自己尺码大的。

还有如果两个乳房大小不一，只需要调一下带子长度。或者买那种有垫料的内衣，这样乳房稍大的那一边可以去掉垫料。

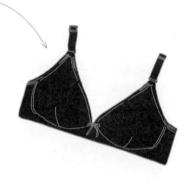

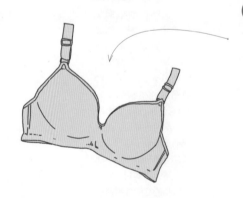

3 妊娠期 透气性的棉布最好，或者吸湿、伸缩、不易变形的化纤质，它们摸起来柔柔软软，让敏感的乳房感到很舒服，总之不要不透气、不吸水的。

宽松一些，别压迫乳房，导致乳腺增生、影响发育。而且太紧了，文胸上的纤维组织因为和皮肤亲密接触，会进入乳管，可能造成产后无奶或少奶，甚至发炎。

在妊娠期间，代谢是很旺盛的，所以要勤洗内衣，夏季穿穿轻薄透气的。

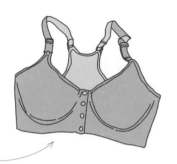

4 **哺乳时期** 这时候清洁透气很重要，所以要纯棉、透气、不易过敏、无钢圈的。

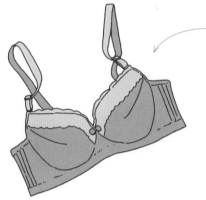

5 **哺乳期后** 经过了哺乳，乳房松弛下垂需要量身定制专业内衣：有钢圈支托、保护，减轻胸部变形；用插垫让下垂、缩小的胸部显得丰满、坚挺。

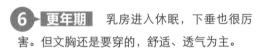

6 **更年期** 乳房进入休眠，下垂也很厉害。但文胸还是要穿的，舒适、透气为主。

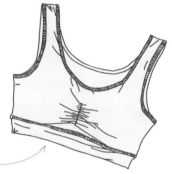

瑞博士 •好奇心报告
不同面料的文胸都有啥好处

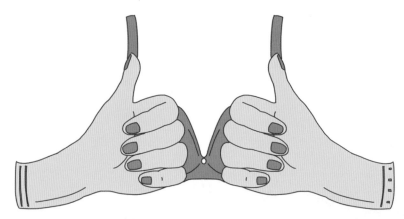

① 棉制 吸湿性、透气性比较好，穿起来柔软舒适，冬天不用担心总"来电"。不过不耐日光照射，弹性较差，易皱、易发霉、变质，但用比如30%~35%的棉，与涤纶等纤维混纺就比较耐磨、服贴、易打理，还不会闷热。

② 涤纶 不易起皱，易洗快干，耐热性、耐光性都很好，在受热后可塑性好，耐磨。但吸湿性差穿起来容易黏黏的，易产生静电，这样容易吸灰、起球、脏。

③ 锦纶 即尼龙，耐磨性是棉纤维的10倍；强力和弹性好，但稍微用小力就易变形，所以容易褶皱；另外长时间暴晒易变黄很难看，所以最好还是在阴凉通风的地方晾晒。大多内衣都含有80%以上的锦纶，尤其弹力网、花边的成分，因为锦纶还有个特点是防霉防蛀，洗后易干。

④ 氨纶 不易变形，不易褪色，却易老化，价格还不便宜。

⑤ 丝制 触感、质料都很好，给人典雅华贵的感觉，还不起静电，也吸汗、透气。就是不好洗，必须用手很轻柔地搓洗或干洗。

⑥ 莱卡 有弹性、舒适和承托力，制成内衣更贴身、抢眼，不易走样、褶皱变形，被称为"第二皮肤"。但一般不单独使用，而是和其他纤维交织。

不同胸型要不同文胸配

① 不对称形

以较大一侧的尺寸做购买参考，较小的一侧可以用衬垫。

② 扁平形

侧收位置加内衬的集中型内衣或隆胸效果强的3/4罩杯，最好别穿全罩杯，不然缺点会暴露无遗哦。

③ 外扩形

尽量选有钢托、底围加宽、稳固性好的；罩杯距离在18~19cm之间，最好斜侧状，方便把扩在两侧的脂肪收进去。别穿薄透的蕾丝内衣，不然本来外扩的胸部会更加外散。

④ 小胸妹

应该穿略大一点的文胸，让胸部血液流通起来，给乳房合适的空间、位置发展。

⑤ 丰满形

深罩杯和3/4、全罩杯，可以选带钢托的，最好别穿加内垫的；但肩带和后背要加宽设计的，前幅可以用加大花边设计，增加一些柔美感觉。

⑥ 下垂形

肩带上提效果比较好、杯罩深些能完全包容乳房的文胸，而且尽量比平时选大一号，1/2杯型。无钢托、无胸垫款尽量别穿。

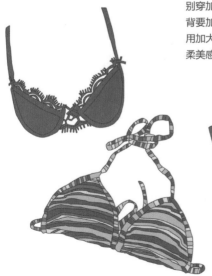

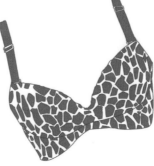

瑞博士·知识便利贴

胸部的黄金比例

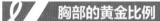

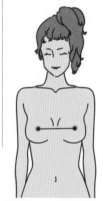 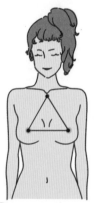 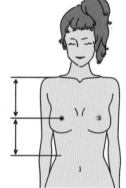 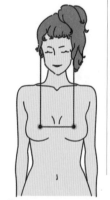

❶ 左右两个乳头连线水平。

❷ 左右乳头与锁骨中央连成正三角。

❸ 肩线、腰线的中点和乳头在一个水平线上。

❹ 两侧乳头间隔和脸的宽度一样。

怎么判断胸部是不是下垂

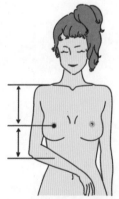

把文胸脱了，看乳头是
不是在肩和肘 1/2 的地方，
如果是往下超过，就是下垂。

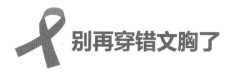 **别再穿错文胸了**

文胸是女性的亲密闺蜜，中国卖的内衣95%以上都是海绵的，海绵不利于乳房发育，长久穿戴会占据脂肪的位置引起胸部变形。这就意味着咱95%的女性会穿错内衣。

其实穿错内衣，不只是内衣选得不对，还有穿戴方法的错误，这些都对乳房很不利。

不容忽视的"文胸综合征"

1 不适合的文胸会切割你的身体，造成扁平、外扩、下垂、副乳等。

2 过小的文胸，会让乳头因为长期挤压而变得平坦、内凹，严重的会引发乳腺导管炎、乳腺炎以及乳房下部分供血不良、纤维化，形成索条状肥厚，按压起来会疼痛。

3 长久穿窄肩带式容易让肩部肌肉过度疲劳，血液循环出现障碍以致老化，并产生胸闷、头晕、头颈部旋转有刺痛感等。

4 穿戴方法不对，会把原本属于胸部的肉肉挤到背上、手臂上、胃部。

5 长久戴文胸，或者文胸过小对身体挤压会减慢消化功能。长期穿戴不合适的文胸易引发乳腺增生，甚至乳腺癌隐患等健康问题。不容忽视。

6 不当的材质易引起胸部肌肤过敏或者毛孔呼吸不畅。

文胸应该这样穿

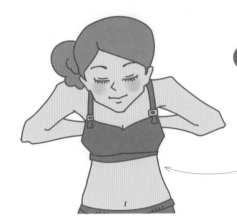

1 先将肩带穿过手臂，使肩带自然落在肩上。将上身向前弯曲45°，让乳房自然恰当地倾入罩杯内，再扣上背扣。

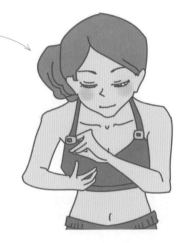

2 用手将乳房完全托住放入罩杯，然后轻按罩杯底幅边缘，固定文胸位置，并把胸部侧边的肌肉充分推入罩杯内，移正杯位，使胸部线条集中，完好包容乳房，达到顺滑、服帖的效果。

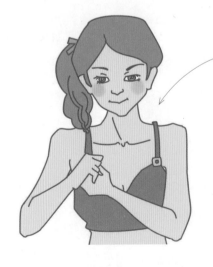

3 肩带调至适当长度，肩部感觉自然舒适无压力，切记肩带不宜过紧或过松。肩带调整好后，应该是能够伸进一指紧贴肌肤自由滑动的程度，乳头应该在肩膀到肘关节的1/2处。

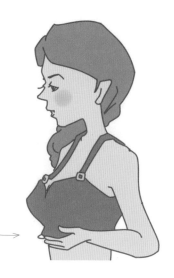

4 ▶调整背部的横带和胸前罩杯位底部成一水平，不宜拉得过高，而且背部横带应该拉成直线，别出现拱起如"∧"形。

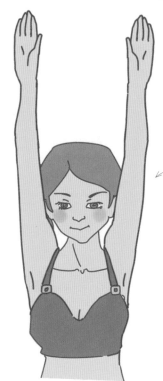

5 ▶确认下围：如果勒出赘肉就是太紧；如果抬起手臂，文胸往上跑就是太松。

合适的下围应该是可以让你手指能不费劲地绕一圈，包括鸡心位。

6 ▶确认杯罩：胸部周围不要有挤出来的痕迹，不然就是号小了。合适的钢圈不应该对肋骨有强压迫。

53

好好对待你的亲密闺蜜 —— 文胸

文胸日常洗护

新文胸沾满了化学添加剂，洗一洗再穿！

文胸在制作过程中使用了很多化学添加剂，厂家也会使用防虫剂消毒剂以利于保管。所以买回来一定要仔细阅读商标洗漂注意事项，分不同材质、颜色、纤维洗，但别用含氯漂白剂，不然容易变黄受损。

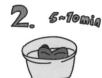

清水浸泡 5~10 分钟，用手预洗，保护文胸弹性和色泽。但时间也别太长，不然反而易附上污垢。

洗涤最好用 30℃ ~40℃ 温水，切忌用热水，尽量用手搓洗，最好用中性洗涤剂、内衣专用洗涤剂或肥皂，但不是把它们直接沾在内衣上，不然会让文胸颜色不均；而是用沾着肥皂的手抚摸洗，顺着文胸的罩杯、侧壁、肩带等纹路洗，用内衣背片反搓罩杯内侧。

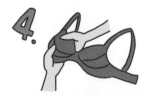

手掌抚摸洗杯内碗和钢圈部分，钢圈的地方污垢比较多，可以用两个钢圈互相摩擦搓洗。

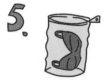

有钢圈的尽量别图便宜甩洗衣机里，不然出来形都变了，实在懒就用内衣专用洗衣网装着洗吧。

去除文胸水分：先托住罩杯，然后用干毛巾包裹内衣轻轻把水分挤压在毛巾上，千万别用力拧。

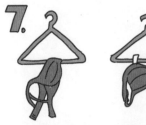

挂晾内衣不能直接挂肩带，不然肩带拉长易变形；而是沿两个罩杯中间的鸡心折过来挂；或者用衣夹夹住文胸两侧下边缘晾晒，注意别挂侧高软骨哦。

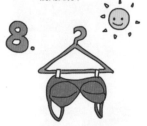

最好每天或者每 2 天洗一次。晾晒别受阳光直射，不然文胸容易变松、变黄、褪色，寿命会缩短。

文胸存放保养

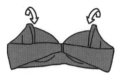

收放文胸别乱挤成团，而是按原形叠放。首先是将肩带折起收在两个碗内，然后将胸罩扣好，再将胸罩对折就可以了。

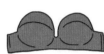

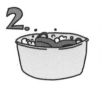

保养清洁第一，文胸有污垢不仅不卫生，还会影响胸罩通风透气、吸湿保温和柔软性。

存放文胸一定要等完全晾干，不然湿气容易变色、起丝、发霉，别挤压，要减少发霉就少用密封胶袋保存；避免和"樟脑丸"等放一起，以免失去弹力。

瑞博士·新主张
内衣也能做防癌检测

内衣大多实用、性感就够了，但充满智慧的人类并不满足于此。最近就有把红外辐射探测传感器嵌入内衣中的新科技，会结合物联网和"互联网+"大数据云计算方法，实现全息图像数字合成，最终分析判断出穿戴者是否有乳腺癌早期症状，给穿戴者提供早发现早治疗的机会。穿个内衣也能帮助发现早期乳腺癌，还节省下了到医院去做X光、B超、CT等的精力和金钱，这个世界真是太关心女人了。

这个新科技还透露出一条重要讯息："互联网+医疗"的模式已经渗透到女性日常用品中了。社会进步这么快，我们的知识若跟不上时代的脚步，那可就是退步。

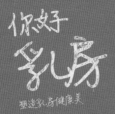

塑造乳房健康美

谁动了乳房的健康指数

健康女人"挺"自信，美丽的胸部曲线帮女人塑造凹凸有致的极致形体，在人群之中自成一道风景。但这一切的前提不只是要你的胸部美丽、无褶皱、不下垂，还要无异样、没病痛、很健康……当然，最关键是要"有"！如果双峰不小心出了意外，只能无奈割舍，那一切都是空谈。

要做真正"挺"好的女人，这一辈子的事儿其实关键还在于日常小细节。

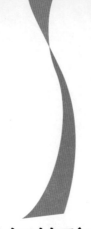

粉红的秘密：
乳房也有生理周期

在婴儿眼里，它代表食物；在男人眼中它代表美丽；在医生心里，它要小心疾病……乳房作为女性的重要性征，也一直和生命、美丽这样的词汇联系在一起，乳房健康的女人肤色好，身材棒，自然美……然而，它们是那样脆弱，不允许我们有半点忽视，否则很容易产生病变，导致实质性的毁灭。

究竟哪些方面会对乳房的健康有实质性的影响，我们又应该如何应对，才能避免无知酿恶果的人间悲剧的产生？

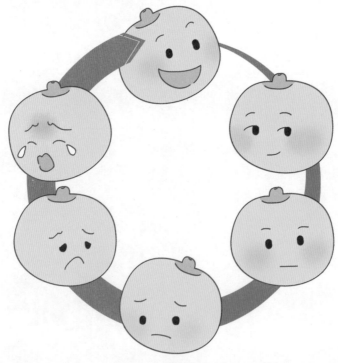

乳房与"好朋友"的约会

女性自从开始跟"好朋友"约会，乳房也没闲着，正努力让自己随着"好朋友"——月经的作息周期一步步发育完善：月经和女性激素联系在一起，而乳腺作为雌激素的靶器官必定会大受影响。因此，在月经周期过程中，乳腺腺体组织会随着激素变化而发生相应变化。

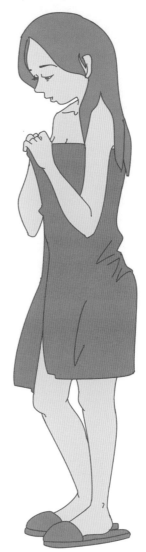

因为卵巢分泌的女性激素的刺激，乳房也有周期性反应：月经前乳房因充血水肿而胀痛，这种疼痛一般会自己消失不用治疗。但这期间乳房比较敏感，所以注意避免不必要的外伤、挤压，别过于紧张，可适当热敷促进血液循环和淋巴回流，缓解局部紧张。

在"好朋友"来拜访之前的1周左右，乳房就开始呈现出兴奋状态：发胀，变大，而且很坚实，就是偶尔有点疼，感觉有块状物。如果实在有点儿疼，不要太紧张，热敷可以促进它的血液循环和淋巴回流，有助于炎症消失。不过，这时候对自己的size不满意而又不明其中原理的人也许会暗自庆幸：自己轻轻松松就提升了一个cup，稍微疼点也值得了。可事实并不尽如人意，"好朋友"走了以后，乳房的兴奋度下降，乳房就会像消肿了一样恢复到原来的大小，要想它们再兴奋，只好等"红色密友"下次到访了。

怎么样？是不是很神奇呢？原来乳房也像月亮一样，有周期性的变化呢，有人说女人阴柔如月，果真如此啊！

瑞博士 •知识便利贴
警惕经期"不正常"的乳房胀痛

　　一般而言，经期乳房胀痛是一种正常的生理状况，是没有大碍的。但若胀痛来得太早，"好朋友"都走了仍然胀痛，连穿内衣或轻轻触摸时都会痛，就很可能是病态了，不要被经期蒙蔽了双眼而不去检查。但因为乳腺的生理变化和月经周期关系密切，所以乳腺检查也要避开月经期，因为在经前增生期和经后复原期检查得到的结果会有很大差别，最好的检查时间是月经后3~7天。记得，别置之不理，否则容易产生不孕症、乳腺增生、肿瘤等。

乳房健康指数的改变

每个女子都是来到凡间的天使，乳房就像她们的翅膀，象征女性独有的美与崇高，这样珍贵的羽翼我们自然要好好守护。

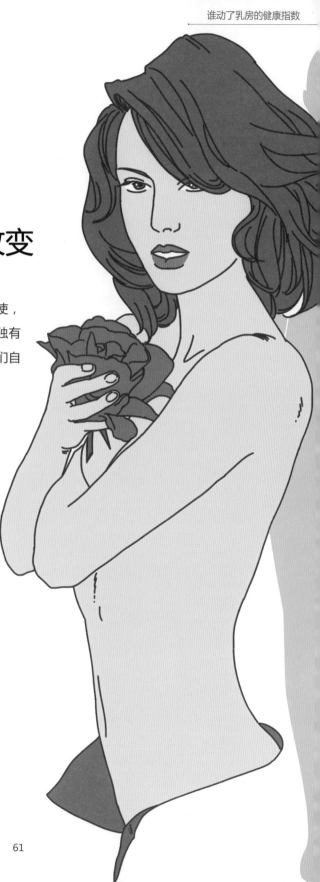

伤害乳房七宗罪

花样内衣

这些花样点缀的确让乳房充满夏娃的魅力，但却易引起皮肤过敏，脱落的细小线头甚至会进入突起乳头，造成泌乳障碍或乳腺炎：乳房局部变硬、皮肤红肿，排出脓性液体等。长期穿束身内衣就像给乳房"上刑"，禁锢乳房血液运行，还造成压迫性疼痛，特别是随着月经周期性消长，这样离乳腺增生就不远了。

建议穿穿那些舒适、材质健康的内衣，妊娠期和哺乳期注意两侧乳头的清洁，关键要放松心情。

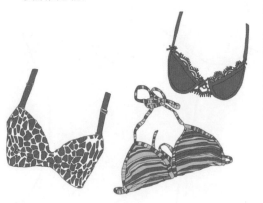

不慎流产，滥用避孕药、雌激素

40% 的乳腺疾病是由人工流产诱发。人流之所以对女性身体伤害大，是因为突然终止妊娠，体内激素水平会骤然改变，发育中的乳腺会突然停止，导致乳房复原不完全，易诱发乳腺小叶增生、乳腺纤维瘤等。个别避孕药的激素成分也会导致这个问题。

如果发现单侧乳房里有缓慢生长的球形肿块，应该是纤维瘤，要及早手术治疗。和谐性生活、适量运动能规避一定风险。

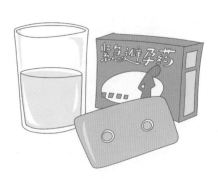

管不住嘴，热衷高卡路里食物

牛排、巧克力、冰激凌等高热量美食，不仅让女性变成胖胖的"杨贵妃"，还会伤害乳房，导致乳房脂肪瘤：单侧生长较慢的肿块，呈圆形、不规则分叶状、边缘清晰柔软，甚至乳腺癌等，脂肪瘤常发生年龄在30~50年龄段。

脂肪瘤虽然是良性，但还是要手术，而且要彻查还有没有残留，以免复发。

嗜好烟酒

没有比尼古丁和酒精更伤害女性身体的了。饮酒一杯，罹患乳癌危险性就提高一分，如果你常常接触它们，就更应该提高警惕了。

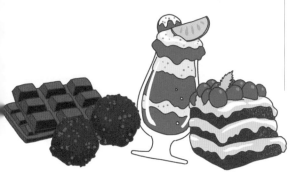

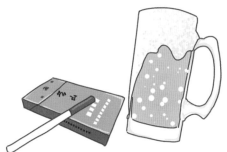

长期偏睡

我们知道长期偏睡会增加女性乳房不对称现象，事实上乳房不对称如果是生理上的原因，经过反复、有效的刺激，能帮助乳房在性腺轴建立起稳定的生物反馈，这样两边的乳房就会慢慢对称。但如果是因为疾病导致的，常常还会诱发青春期心理疾病，让女性的形体美、形象美都受到影响。

适当进行单侧胸肌锻炼，平时有意识地多用乳房发育小的那一侧手提东西，也相当于是在进行按摩，能一定程度改善不对称乳房的情况。

压力和郁闷

工作压力大，糟心事影响了心情，易让女性内分泌失调，遍布乳房的淋巴组织堆积毒素，进而生病。假如猛然一天真发现乳头挤出、渗出血性液体，虽然不很痛但有小小软软的肿瘤，这很可能是乳腺导管乳头瘤，因为易恶变，所以要早行手术治疗，也别忘了复查。

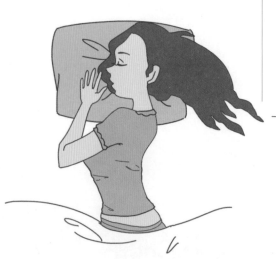

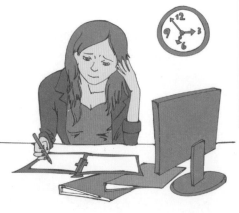

动作生猛

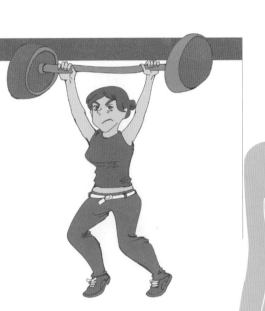

乳房其实很娇气，受到一些外力冲击，小血管就会破裂，形成血肿，这些血液虽然会被吸收，但搞不好会形成囊肿。还有性生活的时候，请他对待乳房别太生猛了，不然长时间会影响乳房血液循环。

也别再说女性娇气了，天生体质如此，是要好好呵护。

瑞博士·知识便利贴
乳房的那些小情绪

1 **乳房能安全的晒太阳吗**

太阳直接照射裸露的乳房不会导致乳腺癌，但长时间会患皮肤癌。不只是乳房，身体上任何部位都会这样。所以贪恋阳光一定要在皮肤能承受的范围内，防晒霜是很必要的。

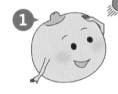

2 **乳房也能脱毛**

能，但乳晕上的毛要格外小心，不然易引起炎症甚至感染性病变。

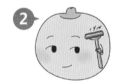

3 **敏感的乳房**

合成纤维、特殊染料、一些洗涤剂、芳香型霜膏可能会让乳房过敏哦：皮肤扩散性发红，出现红斑状，还有瘙痒感。要治疗乳房过敏，文胸记得用肥皂洗而且要仔细漂洗。另外最好是用白色纯棉胸罩。

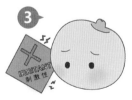

乳房这 7 个变化你注意到了吗

在中医里，观病有望、闻、问、切四诊。对于乳房健康，美国《预防》杂志也刊文表示乳房外观和触感能反映健康信息，这说的不就是"望"和"切"吗？

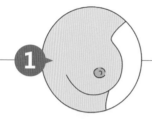

乳房"长大"

最常见的原因是体重增加了，或者是怀孕、服用避孕药物或月经周期导致的。大胸虽然性感，但要注意分清原因，别是激素波动太大，或者长了不该长的东西。

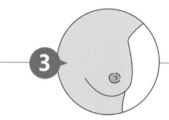

形状改变

不同的年龄以及哺育等会影响乳房形状、外观。还有就是随着年长慢慢出现的下垂，还好在年轻的时候可以佩戴运动文胸，用运动强健胸部。

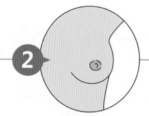

乳房"缩水"

减肥、停用避孕药、更年期临近等都可能让乳房"泄气"。此外，每天3杯以上咖啡不离口会导致一些女性乳房缩小，伴侣多按摩有助于给乳房"鼓气"哦。

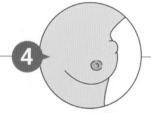

肿块和鼓包

月经周期、激素水平变化会让良性囊肿充满液体形成肿块和鼓包。这种情况就别一个劲儿希望瞎揉搓能消退下去。

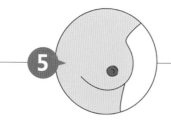

颜色改变

通常怀孕会让乳房颜色变深，乳晕范围扩大。而且随着年龄增大，这样的情形也不可避免。

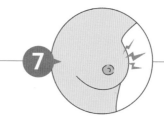

胸部疼痛

两个乳房都痛通常是激素或咖啡因摄取过多引起的。还有爱爱时不当的挤压或过力揉搓，也会引起乳房疼痛。

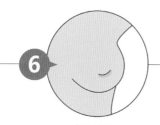

乳头内陷

一些女性担心乳头内陷会影响性感度，性爱时不能获得充分刺激。事实上，也有天生内陷的情况，所以如果怕影响外观倒不必特别在意，可以用手牵引帮乳头"出头"。但如果以前一直是乳头外凸，突然有一天乳头内陷进去，那就要引起警惕，这可能是睡觉时没有摘文胸导致的，但也可能是乳腺癌的征兆之一。

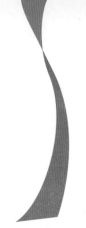

没有和谐性生活，
乳房会生病的

　　国内有关调查表明，患有乳腺小叶增生的妇女中，86%的人在性生活中从未达到过性高潮。

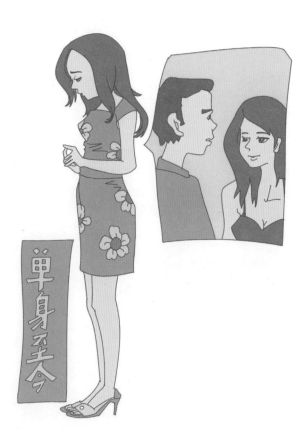

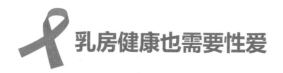

乳房健康也需要性爱

　　和谐的性生活能让乳房兴奋；不和谐的性生活则对乳房有一定的消极影响：没有性高潮或者性高潮没有被很好激起，乳房内充血消退的过程就比较长，会引起乳房胀痛和胸部不适。这是乳房瘀血所致，实际上，也是产生乳腺增生的原因之一。

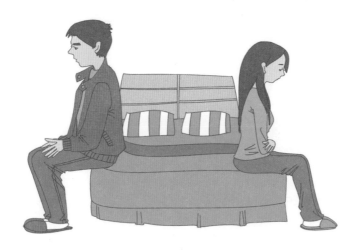

　　另一方面，如果缺乏性生活，会让作为性器官的乳房长期得不到性兴奋的刺激，其结构和功能就不能得到"锻炼"，从而增加了乳腺增生症的发生率。有调查显示，晚婚、离婚、孀居、终身未嫁、夫妻感情不和者，乳腺增生症和乳腺癌的发病率较高。

　　除了一些身体上的实质性影响，性生活对两性的心理也有积极作用。健康而有规律的性生活对增进夫妻感情有不可替代的作用，有利于维持内分泌功能平衡，提高机体免疫力。

　　而针对一些乳腺癌患者，乳腺癌的治疗和副作用，会让人"性"趣索然，90%患者会出现性功能障碍。这样的心理更多的是来自对自己形体的顾虑和自卑。伴侣的正确引导和愉悦的性，能够帮助女性重获尊严，调动起战胜疾病的信心，创造和谐的家庭环境。

瑞博士·私密话题
关于乳房的那些小秘密

乳房与性

乳房是女人的第二性腺，在性爱中，有10%~20%的女性仅凭借抚摸乳房就能达到性高潮！

成熟

并不是亭亭玉立、身材丰满了就是成熟。只有当女性生完宝宝，开始泌乳了，乳房才算发育成熟。没有生育的女性，乳房一直都停留在早期发育阶段。

大小

女人的胸部发育到多大，才算是傲娇诱人呢？这并没有严格的标准，只要与身材相协调，就能产生美的效果。一般而言，专家认为50~500g的乳房都算是正常。

不为人知的乳房喜恶

乳房不喜欢香皂，它呈碱性还含有很多化学物质，容易碱化乳房局部皮肤保护层以及起润滑作用的油脂，同时清洗掉皮肤表面角质层细胞，促进细胞分裂增生。

乳房的"性"福生活

乳房是第二性器官，因为它对性刺激特别敏感。那在性生活中，乳房生理上经历了哪些你不知道的曲折呢？

乳头是重要性感区

乳头的存在不只是为了哺乳，因为乳房对性兴奋反应增强的第一个证据就是乳头勃起。因为乳头里丰富的平滑肌纤维在受到性刺激后会发生不自主收缩。而且两个乳头的反应常常不是同步的，一个可能已经完全勃起和肿胀，而另一个却出现滞后。假如是可恢复的内陷乳头，则可能反凸出来，就像半勃起。但如果这种内陷很难恢复，估计看不到乳头的反应。

如果是在哺乳期，性兴奋能刺激性中枢的下丘脑，激励脑下垂体诱发激素，射出母乳。但是，假如不是哺乳期，也能射乳，并且血液中的泌乳素比平常高10倍，一旦这样就赶紧去医院检查，因为有研究说这是不育症的一种病因。

乳房在性行为中的周期性变化

性兴奋期，假如乳房有足够容积，乳房下方表浅静脉会充血，到兴奋后期更明显，甚至乳晕也有明显的现象。大一些的乳房有很明显的静脉树模式扩张，从四周向中心，但一般还到不了乳晕区。

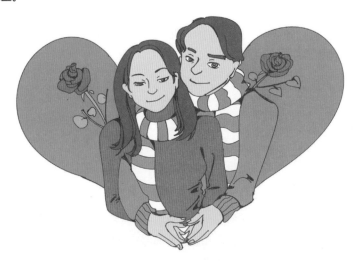

性持续期（也称作平台期），除了乳头勃起、乳房长"大"，乳晕也有扩大，而且看到乳房前、侧、下三方出现的粉红色斑驳了吗？这种皮肤表面的血管充血叫性红晕，它是先出现在上腹部，再蔓延到乳房表面的。

除了乳房继续深部静脉充血，能看到没有哺乳过的乳房实际体积明显增加1/5~1/4，哺乳过的可能体积变化不明显。

性高潮期 这时候乳头勃起、乳晕肿胀、静脉树突起、性红晕明显，甚至出现乳房颤抖，其他没有什么特别反应了。

性消退期 先是性红晕迅速消退、同时乳晕肿胀也消失。但勃起的乳头消退比较慢，当乳晕肿胀消退后乳头勃起又变得醒目了，感觉像是继发性勃起反应，人们称这种假象叫"假勃起"。

不过，每个女性的乳房不尽相同，所以对性刺激的反应也因人而异，再加上还有年龄、哺乳、生育、情绪等的影响。

怀孕或是
"飞机场"的翻身之旅

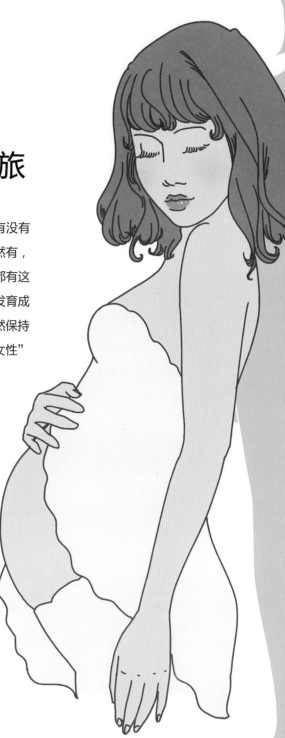

"好朋友"带来的size增大是暂时的，那有没有一种自然的方式，可以真正让cup增大呢？当然有，怀孕就是其中一种方式。虽然不是所有的怀孕都有这样的收获，但确实有一部分女性在怀孕后乳房发育成了让自己惊喜的样子，并且在哺乳结束以后仍然保持着较为满意的状态。可以说，怀孕是"洗衣板女性"大好的翻身机会！

孕期乳房变化 "术"

乳房是第二性器官，因为它对性刺激特别敏感。那在性生活中，乳房生理上经历了哪些你不知道的曲折呢？

怀孕初期，乳房开始变化

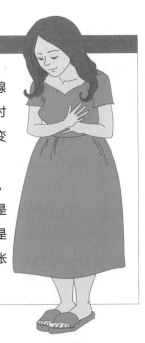

怀孕后，孕妈妈垂体泌乳激素分泌增加，乳腺扩大，乳房也会增大，发紧，沉重，感觉比平时"膨胀"。同时，乳房会有胀痛的感觉，乳头会变得更加坚挺和敏感。

当怀孕3～4个月时，乳房开始"二次发育"，除了逐渐变大，稍微疼痛，偶尔还会有肿块。这是乳腺发达以及激素分泌增加的缘故，这些变化都是为了给宝宝带来充分的乳汁做准备，所以不必紧张地以为自己乳房内出现了囊肿。

怀孕中期，乳房明显增大

这个时期的孕妇，肚子和乳房都明显增大，就像下面托着个盆，上面装着两大碗，不想紧绷压抑，就赶紧换上宽松大码的内衣吧！而且这个时候的乳房有可能开始分泌白色的乳汁，也就是初乳 —— 未来宝宝珍贵的第一餐。因为暂时用不上，所以有必要在胸罩里面垫个棉垫，洗澡时也记得用温水轻轻地冲洗乳房。

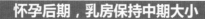

怀孕后期，乳房保持中期大小

此时的乳房基本没有太大的变化，不过肿胀感会更严重，记得要佩戴舒适且透气的全罩式胸罩。为了增加乳头的韧性，可以轻轻地按摩乳房，揉捏乳头，为未来宝宝吮吸提前做好准备。当然，足够的营养乳汁对宝宝来说才是最重要的，那就赶紧备粮，补充饮食营养吧！

要注意的是，如果出现乳头内陷，宝宝会含不住"奶嘴"吃不到奶，所以在妊娠七八个月后记得每天做做牵引：用一只手的手指压紧乳晕两侧，另一只手将乳头轻轻向外提，也可以在乳晕沿正上、正下方向按压乳房，尽量让乳头凸出。

还有如果出现乳房急性红肿热痛、血丝性乳头分泌、乳头龟裂及皮肤溃疡，要赶紧去医院。

哺乳期，胀奶是 E 罩杯，退奶是 B 罩杯

从孕中期的"膨胀"，到孕后期的修整，再到哺乳期，不安于小成的乳房又开始迅速胀大而且坚挺。随着规律的哺乳，乳房会规律地充盈，排空，再充盈，再排空。理论上来说，如果产后停止哺乳，体重恢复到产前水平，乳房也会恢复到产前的大小。

有些妈妈在瘦身后，乳房却比产前大了，这可能是透过孕期的刺激，乳腺因再次发育而增大。而有些妈妈的乳房，却不幸地比产前还小，甚至下垂，那有可能是你在孕期把自己养得太好，体重增加太多，让乳房也像一个被撑大的皮球，随着瘦身成功，这个"皮球"也像焉气一样耷拉下来了。又或者，瘦身速度过快，乳房就像坐飞车似的，胀大后忽而就缩小了，皮肤组织受不了这种折腾，所以容易下垂。产后妈妈一般都身体走样，想要瘦身还是循序渐进最好！

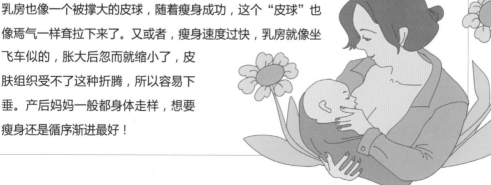

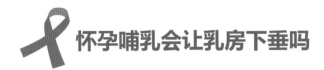

怀孕哺乳会让乳房下垂吗

　　我们已经知道了乳房的详细组成，简单直观来说，乳房基本就两大块：一是皮肤包膜（乳房皮肤和皮下脂肪），二是乳腺组织填充物（乳房实质）。其他像胸肌，并不属于乳房。

　　乳房下垂的根本原因其实就是地心引力，无论是不是怀孕哺乳，乳房越大，下拉乳腺组织的重力越大。年轻的时候皮肤包膜作为乳房的主要支撑能让乳房依附在胸肌上，但随着时间流逝，皮肤组织老化、变薄、支撑力越来越差，重力又拉伸皮肤包膜下部，乳房就会下垂。

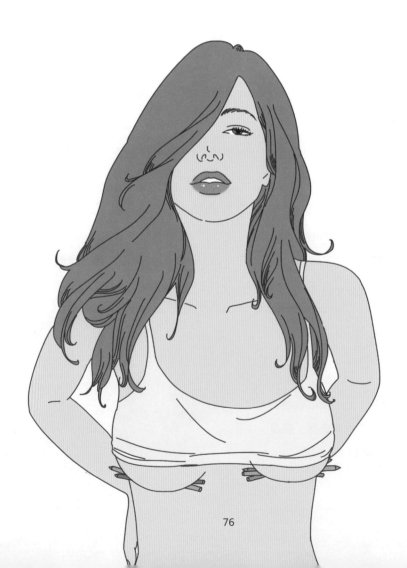

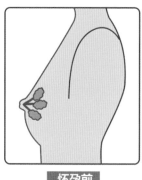
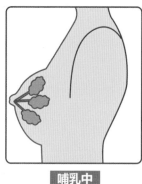
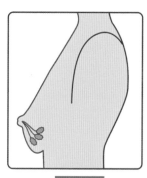

怀孕前　　　　　　哺乳中　　　　　　哺乳后

　　女性明显注意到乳房下垂的一般是在怀孕哺乳之后。虽然怀孕并不是让乳房下垂的最终原因，但怀孕期间，乳房内的组织变大，皮肤包膜和乳房下部的皮肤拉伸，会让乳房很难适应这种突来的变化，加速下垂。这里所谓的"下垂"，其实是皮肤包膜松弛，乳腺组织萎缩、下沉到乳房底部，表现出来的样子是乳房上部空瘪，下部下垂，乳房下部的皮肤也比上部更"长"。

　　虽然在完成哺乳后，乳房实质变小，但下部已被拉伸松弛的皮肤却很难"弹"回原来的大小和位置。

　　但如果因为害怕乳房下垂就不选择母乳喂养，这实在不是明智的选择，因为不管哺乳与否，乳房都难逃下垂的命运，而如果为了拖延与命运相遇的时间，而放弃母乳喂养时与孩子的沟通，甚至用孩子的营养健康来做代价，这中间的秤该怎么衡量，相信不言自明。

瑞博士 •好奇心报告

1 怎么判断乳房是真性还是假性下垂

　　最准确的方法就是客观地测量乳房皮肤处最大拉伸伸展状态下，乳头到乳房下皱襞的距离：乳头到乳房下皱襞的测量距离超过9.5cm，那就是真性下垂，那就需要做乳房上提悬吊术或乳房缩小术。具体测量，如图，只要一个卷尺在手，测量的时候要将皮肤向上绷紧。

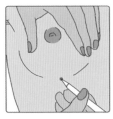

绷紧乳房下部皮肤，并标记乳房下皱襞位置

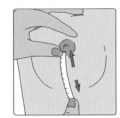

测量紧绷状态下乳头到乳房下皱襞的距离

2 怎么解决乳房下垂

　　假性下垂，可以做假体隆胸，或者自体脂肪丰胸，来填充乳房上部的空瘪。

　　真性下垂要想恢复，需要根据情况做乳房悬吊术或者乳房缩小术。

　　而且，乳房下垂差不多都和乳房过大有关。 如果仅仅是由于皮肤松弛造成的下垂，可以去除多余皮肤； 如果是因为乳房缩小了，可以用腺体缠绕术让乳房回复原来的体积。

3 挺胸小窍门

　　Ⓐ 简单健胸：双手合十，慢慢上举，保持10秒，再慢慢落到胸前。这样反复5~10次，上下运动，能上提乳房肌肉。这个过程中要穿好运动胸罩，以免拉伤乳房。但别误会哦，体育锻炼只能练胸肌，因为胸肌并不属于乳房，所以并不说锻炼到了乳房。

　　Ⓑ 养成端正的站姿、坐姿，含胸、驼背的动作会压迫胸部组织生长，侵占乳房生存空间，导致下垂等损害。长期不由自主的塌腰，不仅增加腰椎的负担，还会阻碍血液循环，影响胸肌发育，所以请挺直腰板做气质女人，时不时靠墙站立，让你的心情和胸部都跟着"飞"起来。

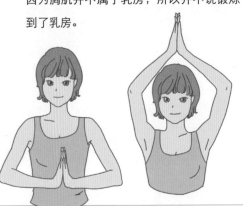

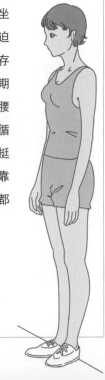

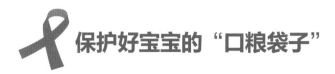

保护好宝宝的"口粮袋子"

孕期既是丰胸的好时机，也是为宝宝准备好"口粮袋子"的关键时期，因此孕期对乳房的呵护就显得尤为重要，具体包括如下几个要点：

要点一　给乳房洗洗澡吧

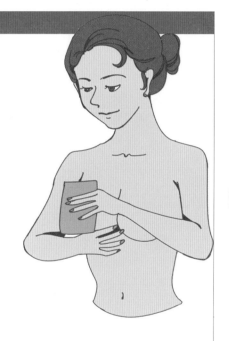

怀孕4个月时，会有少量黄色黏液从乳头分泌出来，乳晕皮脂腺也增加了分泌。孕后5个月开始，应该每天用温和肥皂水、软毛巾擦洗乳头和乳晕1~2分钟，并将皮肤皱褶处擦洗干净。清洗乳房后，还可以用温度适宜的热毛巾敷盖、擦洗乳房，来软化因为乳腺增大出现的肿块，让乳房按摩达到很好的效果，而且还可以增强乳头皮肤韧性，预防产后乳头皲裂。

防皲裂还有个办法就是每天用25%的乙醇擦洗1~2次，让乳头皮肤变厚、变坚韧，就不用那么怕宝宝的"大力"啦。

但如果乳头还是结痂了，很难弄掉，可以先用一些植物油软化，再用温水和软毛巾擦洗，涂上防裂油。孕期切记不可使用丰乳霜、减肥霜等这类含有激素的物品，因为它们不仅可能影响乳腺发育，甚至还对宝宝发育有影响。

要点二 / **让乳房享受一下按摩**

按摩是为了让乳房通过适应外部刺激，来减轻一些疾病：

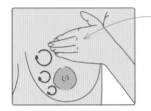

抓揉按摩 双手手掌在乳房周围轻轻按摩1~3分钟，然后用5个手指轻轻抓揉乳房10~20次。每天坚持能保证乳腺管通畅，促进乳房发育。

乳晕按摩 一只手托住乳房，另一只手和胸部成直角，用拇指、食指、中指捏住乳晕，轻轻压迫乳晕，不断移动位置，实现360°按摩。

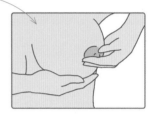

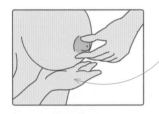

乳头按摩 手和胸部平行，拇指和食指捏住乳头，一边用指腹试压，一边轻轻扭转乳头，做360°按摩。

乳房按摩 双手手掌直立放在乳房两边；两手一起用同样的力量向里挤胸部；掌心向上重叠，托起乳房上提。

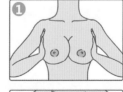
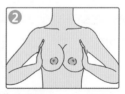
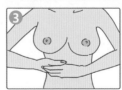
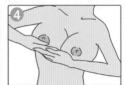

要点三　给乳房洗洗澡吧

有些孕妈乳头有扁平或内陷的现象，这会影响宝宝哺乳。所以，在孕期内必须尽早矫正。

凹陷的乳头里一般会积存污垢，可以涂上油脂软化污垢，然后用皂水清洗干净，但别常用香皂清洁，否则不易保健。在擦洗乳房的时候，不妨用手轻柔地将乳头向外捏。

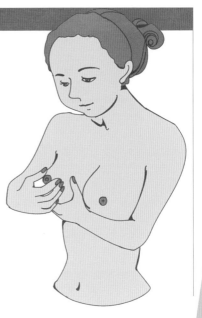

然后用温和的润肤乳液对乳房进行乳头按摩：手指沾满乳液，用两三个手指捏住乳头然后轻轻捻转乳头，每天2~3次，每次20~30分钟，这既滋润了乳头皮肤，让乳头不易皲裂又增加了它的坚韧度。但要避免过度刺激引起宫缩。

然后，用70%乙醇擦拭乳头，等到乳头皮肤坚韧后，乳头就不会内陷回去了。生活中朋友们的一些方法也可以借鉴，比如用吸奶器吸出乳头或者把橡皮乳头和乳房皮肤接触处固定2~3个小时，巩固1周左右，乳头就突出来了。

要点四　重点呵护乳头

乳头皮肤细嫩，宝宝吸吮时容易吮破。乳头皮肤一旦破损，哺乳时就会非常疼痛，甚至不能哺乳。这时，需要及时处理。可以准备一条手感细腻、不粗糙的小毛巾，经常用它轻轻擦拭乳头皮肤，刺激乳头，增加表皮的坚韧性。乳头上若有硬痂样的东西，不要生硬去掉。可以用一条长约10cm的纱布，纱布上涂满油脂，睡前覆盖在乳头上。第二天早晨起床，就可以把硬痂样的东西去掉。另外，可以洗澡后在乳头上涂油脂，用拇指和食指轻轻抚摩乳头及其周围皮肤。

饮食　从乳房增大的时候就可以适当补充胶原蛋白、维生素E等内含增强修缮皮肤间桥组织的食物。

要点五 孕期乳房这些撒娇伎俩可以不用理

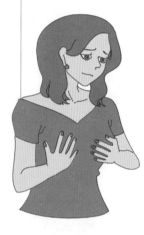

● **乳房瘙痒** 怀孕后，因为雌激素的作用，可能会出现乳房瘙痒，但千万别挠哦，不然会损伤乳房皮肤。这种情况，在分娩后随着雌激素水平降低，会慢慢消失的。

● **乳头变黑** 也是因为激素的作用，让色素沉着在乳头，想要完全恢复孕前粉嫩，挺难得。

● **乳房纹** 和妊娠纹一样，因为皮肤被撑大，皮下弹力纤维断裂，让毛细血管显露，久而久之就成了银白色的乳房纹。让女性烦恼的这两大纹，目前还没有很好的处理方法，但它们的存在，正是女人成为妈妈、孕育生命的勋章。

母乳喂养，
为你的乳房撑起保护伞

现代女性追求时尚自由，标榜不婚、丁克，即便生了孩子，也很少有人愿意对自己的宝贝进行母乳哺育。大家都忽略了一个事实：生孩子和哺乳对乳腺有保护作用。

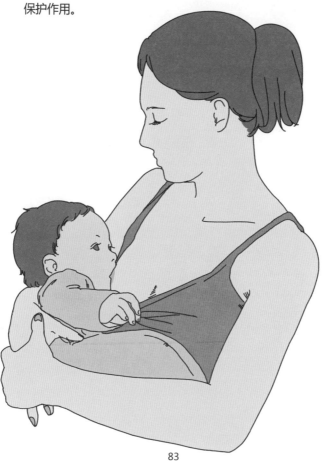

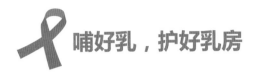

哺好乳，护好乳房

产后越早哺乳，对乳房越好

哺乳时，乳汁需要通过乳腺管流出，这样可以有效地防止乳腺管堵塞，帮助女性避免罹患乳腺癌。早点开始喂奶，不仅可以让宝宝早些吃到金贵的初乳、少生病，对妈妈的乳房也好处多多。

当妈妈开始喂奶的时候，乳房、大脑就会接收到分泌乳汁的信号，信号接收越早，越能保证以后的泌乳量正常，从而避免乳汁淤积，降低乳腺炎的发病率。但并不是说，哺乳了就一定不会发生乳腺癌，所以定期的自检还是必须的，一有可疑物，则需要进一步检查。

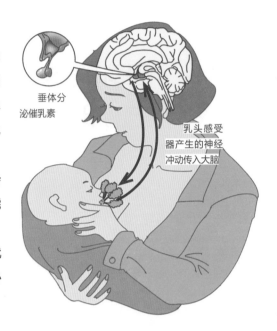

垂体分泌催乳素

乳头感受器产生的神经冲动传入大脑

"抱对"孩子，远离乳头痛、脓肿

如今，很多年轻妈妈已经认识到了母乳喂养的重要性，却根本不知道怎样来正确地喂奶。比如一个看似简单的抱孩子姿势，一旦不对，就会使乳汁淤积、乳房胀痛，乳头也被宝宝咬得扁扁的，甚至有点疼。抱孩子应该是一种非常放松、自然的状态：身体稍微往后仰一点，让宝宝的鼻子与妈妈的乳晕保持一个手指的距离。想要检查姿势是否正确，可以看吸奶时宝宝的太阳穴和耳朵是不是会微微颤动，是的话，乳汁就能顺畅地进到宝宝嘴里，如果不是就会觉得乳头肿痛。

用心呵护，安然度过哺乳期

虽然正常喂奶有助于疏通乳腺管，但是产后还是有必要正确地保护乳房。由于产乳的缘故，产后乳房切忌受外力挤压：一是乳房内部软组织易受到挫伤，或使内部引起增生等；二是受外力挤压后，容易改变外部形状，使上耸的双乳下塌下垂等。

哺乳期，需要注意睡姿，以免压伤乳房。不要趴着睡觉，也不要长期向一个方向侧卧，养成翻身的习惯。这样可避免挤压乳房造成急性乳腺炎，也可以避免乳房左右发育不平衡。而且哺乳期间不要强行断奶，要自然断奶，因为停止哺乳时乳腺管内残留的乳汁会造成炎症和囊肿。

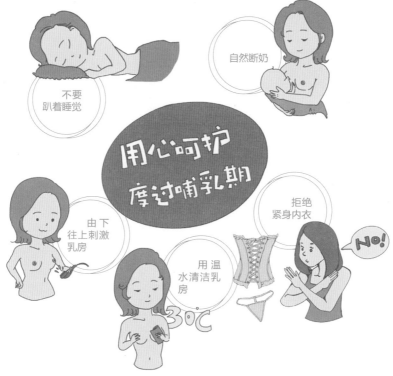

在妊娠期和哺乳期，最易发生乳腺疾病，所以紧身上衣、胸罩就别穿了，不然乳房还间接地影响到孩子。在怀孕5~6个月后，经常用肥皂和温水洗洗乳头，让乳头表皮增生变厚、有弹性。洗后可以在乳头、乳晕上涂层油脂，以免皲裂。

哺乳期女性，用香皂清洁容易使乳头皲裂，应该涂抹润肤介质软化乳头表面，再用温水擦洗。乳房最爱冷水浴，用以刺激乳房血管及组织纤维，使乳房弹性紧致。但需要注意喷洗方法：用喷头由下往上、由外往内以画圆方式冲击乳房四周3~5分钟。

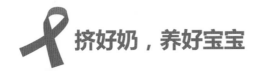

挤好奶，养好宝宝

不是说有了催奶师，新妈妈们就不需要学挤奶了，暂且不说假如你要外出，假如遇到不方便直接喂奶，这些要先把奶水挤出来备用的情况。而且，如果自己不学会挤奶，奶水淤积在乳房里，容易引起乳房发炎呢。

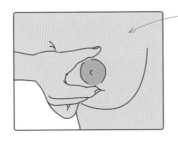

1 上身应该略微前倾，拇指和食指放在距离乳头根部2cm的乳晕上，其他手指则托住乳房。

2 然后拇指和食指向胸壁方向轻轻下压。

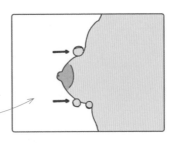

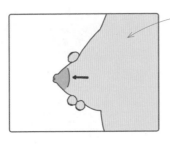

3 向乳晕方向推挤乳汁。注意挤压时手指一定要固定，不能在皮肤上滑来滑去。

4 每次挤奶的时间一般为20~30分钟，每边乳房挤压3~5分钟。

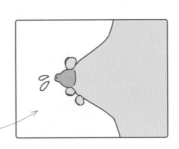

不要挤压乳头

挤压、拉长乳头是不会出奶的，出乎意料吧。同样的道理，宝宝只吸吮乳头也不会有奶。

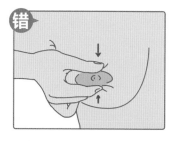

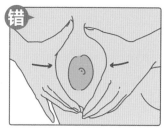

挤对地方

只有挤压储存乳汁的输乳管窦才能把乳汁挤出。输乳管窦的位置因人而异，但一般在乳晕附近。所以，哺乳时可以用手挤压乳晕，乳汁就可以流出。

不要弄痛乳晕

用拇指和食指挤压乳晕，但哪怕乳汁很难流出来，也不要使劲挤，多重复几次就好了。挤奶的关键是挤压的部位和角度，力道太大会弄伤乳晕，甚至引起乳腺管阻塞。

手指要勤换位置

挤压乳晕的方向有好几个：可以上下，也可以左右，还可以斜着。如果始终只挤压乳晕单一部位，那里就会因为负担过重而易受伤。变换位置也是为了把乳房里每一个乳腺管的乳汁都挤出来，这样不仅乳房不容易发炎，还能刺激乳腺分泌乳汁。

尽量减少使用挤奶器

挤奶器是通过乳头给乳房表面施压，使乳汁流出，不符合乳房通过挤压输乳管窦使乳汁流出的生理构造，而且容易弄痛乳头。

奶水少怎么办

勤能补缺。奶水少，勤喂是一种好办法。比如请一两天假（如果奶水实在太少，还需要更长的时间），什么事也不做，专心喂奶和休息，每次宝宝吃的时间都长一些。遇上一个爱困觉的婴儿，时不时轻轻唤醒他，鼓励他吃奶。

充足的睡眠能增加乳汁分泌，愉快的心情也非常重要。

如果妈妈想要自己刺激出奶水，可以试试刺激奶阵（一种因母乳不足采用的追奶方法）。

妈妈可以通过按摩乳房，电动或者手动按摩乳头，刺激奶阵的到来。

如果要催乳，也请最先考虑催乳食物：鲫鱼汤、猪蹄汤、牛肉丸子汤等。实在没效果，才考虑药物。

两边乳房轮流来

两侧乳房轮流喂奶，这样既能满足宝宝贪新鲜的吸奶兴趣，同时还刺激两乳奶水分泌。

不要过早催奶

一些刚生下宝宝的女性乳腺管还不畅通，加上宝宝吸吮力不强，大量奶水分泌易造成奶胀结块，这时候要循序渐进的催奶。

尽量少用奶嘴、奶瓶

宝宝吸惯了奶嘴，反而会不要妈妈的乳头。但是妈妈的乳房需要孩子的吸吮才能更健康。如果想给宝宝补充其他食物，可以试试用汤匙。

妈妈要注意养护

妈妈营养均衡了，宝宝才有得吃。所以妈妈要尽可能吃各种营养成分不同的天然食物。每次喂奶前，先喝一杯水或果汁。

妈妈休息放松了，母乳分泌的量会多，比如听听音乐、做做轻缓运动。不要以为坐月子的时候很无聊，光是弄奶水、喂奶都会折腾得不行，养育一个孩子可不是那么容易的事。

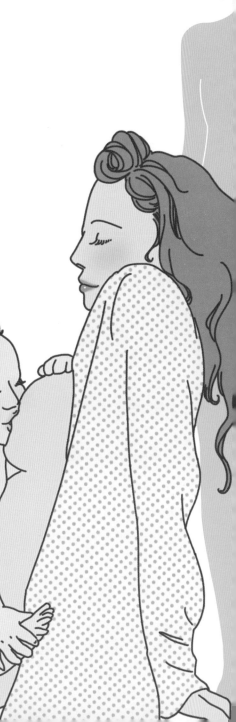

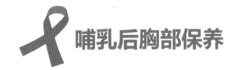

哺乳后胸部保养

哺乳期乳房遭受着颠覆，乳房保养对婴儿和妈妈都很重要。学学下面的方法，让你的乳房在哺乳后也能又大又美。

佩戴合适的乳罩

因为奶水的原因，乳房"长大"了吧，该用合适的乳罩来托起孩子的"营养仓库"了：最好是宽松、质地柔软、吸水性能好的乳罩，避免乳头与硬物摩擦造成损伤。穿之前，掸去乳罩内的毛羽物和灰尘；别和其他衣服混洗，以免沾上纤维、尘粒。

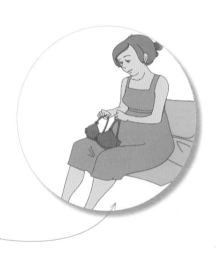

最好在乳罩里垫几层纱布来吸尘粒，有人会说这是不是太小心翼翼了，但大家总不想自己成为那个"从乳腺管里挤出含有棉纺织纤维或化纤尘粒"的人吧，这些东西看着细小，破坏力却很强大，能引起乳管阻塞，让乳汁分泌和排泄困难，引起乳头瘙痒、湿疹等过敏性症状，或者让宝宝吸入后产生过敏性疾患，想想简直贻害无穷。

养成好的哺乳习惯

喂奶的次数和时间要有规律：要定时而且两边乳房轮流，防止造成不对称；别让孩子过度牵拉乳头，吮不完的乳汁要吸净，避免乳汁潴留引起乳房结块，进而预防乳腺炎；每次哺乳后，给乳房按摩10分钟吧。

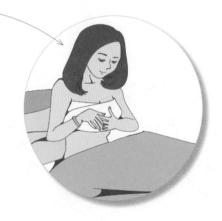

保护好乳头

乳汁外送，就会常常浸渍乳头，加上内衣的摩擦，容易引起乳头皲裂、破损或发生湿疹等。为了预防这些病变，哺乳前、后都应该用温开水轻轻洗净乳头和乳晕，保持局部清洁和干燥。

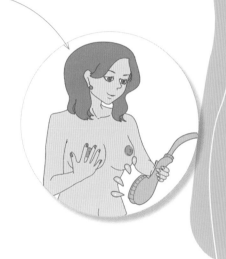

如果真的破损了，就用吸奶器吸出乳汁用奶瓶喂吧，或者用钟形吸奶器放在乳晕上，让婴儿间接吸吮，给破裂乳头愈合的时间。

时不时用温水冲洗乳房，能增强乳房血液循环。洗澡后，用干毛巾包住乳头，轻轻按摩，能增加乳头柔韧性。

积极预防乳腺炎

哺乳期，乳汁淤积容易诱发急性乳腺炎。如果出现乳汁排出不畅，要及时按摩乳房排出淤积乳汁：先给乳房热敷5分钟左右，然后用手指轻搓乳头并向外牵引，反复进行2~3分钟，等到乳头稍微松软，一只手托起乳房，另一只手掌从乳房四周向乳头按摩，要轻轻地，而且为了减少皮肤损伤，可以直接用出来的乳汁做润滑剂。

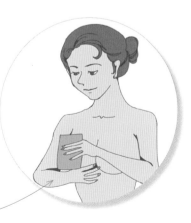

91

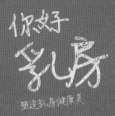

塑造乳房健康美

乳房的烦恼
——疾病不要毁了我

乳房的自白：

"肿块越来越大，怎么主人不去检查核定呢？"

"乳头溢出的是什么东西？这可不是乳液，别糊弄我。"

"这几天有点痛！应该是'姨妈'要来了。"

"婴儿宝宝给我咬了个小伤口，以为没什么，结果发炎、脓肿、溃烂，我现在已经面目全非，快想办法救我呀！"

……

"其实我也有很多烦恼和害怕，可我的主人，要么已经习惯了忽略我的感受，要么太过紧张，让我的'腺'条也跟着紧绷。主人啊，为了不让疾病毁了你和我，花点儿时间看看下面的知识吧。"

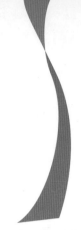

留意，乳房常见疾病

　　提到乳房疾病，只有极少数人有关注意识，而这少数人几乎把所有焦点都放在乳腺癌上，对其他良性或常见疾病了解得并不够。医生也是，因为患者、病例太多等缘故，对很多被定性为没有生命危险的疾病都默然处理。

　　但事实上这些乳腺常见疾病，占到乳腺疾病的80%，会给女性带来很多痛苦和忧虑，有的长久不理，甚至会恶化。

　　"防未病，治小病"作为健康管理的基本，大家都从学习开始吧。

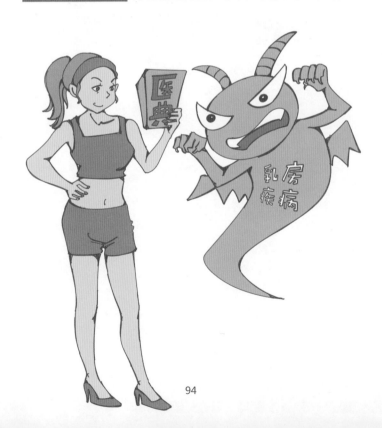

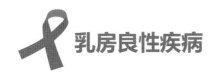

乳房良性疾病

乳腺小叶增生、乳腺纤维瘤、脂肪瘤、乳汁郁积症这些都是良性病变，以前大家都对它们视而不见，现在这个庞大"群体"终于受到了医学界的重视，获得了深入广泛的研究，让很好的诊治、迅速缓解和祛除这些疾病带来的痛苦成为可能。

乳房脂肪瘤

爱吃高热量的胖妹妹们注意了，你吃的那些高卡路里会在身体的脂肪组织形成脂肪球，尤其是乳房部位。这个"球"体积大小不同，质感软软的容易滑动，不痛。

它对乳房及身体所在的其他部位没有任何危险，但容易与其他疾病混淆，所以要由医生检查确诊，排除忧虑。

乳房纤维囊肿

指的是液体性乳腺肿瘤，乳房里那一丛丛的纤维组织病变了，是一种良性的乳房退化，常常是两侧、多发，在乳腺部位更容易发生，还有闷痛及胀疼压痛的感觉。35岁和绝经期比较高发。

① 病发特征

最明显的就是乳房疼痛，触诊时有大小不一的结节。月经快来的时候症状最厉害：肿块会变大，胸部摸起来就像充满液体的气球，有压痛、轻微可动，假如用手电筒照乳房还能看到透亮的地方。

囊里面装的是淡黄色、棕褐色或者血性液体，手术没有切开囊肿前，囊肿顶部是蓝色，所以也被称为"蓝顶样囊肿"。还有一种积乳腺囊肿，囊里面是乳汁。

2 发病原因

大家都知道激素对乳房的影响力，尤其在经期、怀孕和哺乳时，激素分泌很旺，会给乳房造成过量的刺激，形成的分泌物就多起来了，分泌物会聚集着随淋巴系统流动，但液体过多超过机体正常负荷，就会形成乳腺囊泡增生，充满水泡式的原生质液。水泡只有一个叫"水囊"，成串的就是"乳腺囊肿"，像水葡萄似的。因为跟激素有关，所以乳房纤维囊肿会随着月经周期忽大忽小，这也算它的一大特色。

水泡小的时候一般感觉不到，大了如果再遇上激素分泌旺盛，就会痛痛的，甚至能摸到硬块，让人误以为是乳腺癌。

囊肿出现前，一般精神状态、心情都可能不佳，或者刚刚经历了强烈的感情冲击或家庭工作困扰。

3 衍变、发展

只能说一切都是不定数：囊肿可能停止变大并消失；也有随着时间流逝被钙化的；或者无限制地反复发作，时不时刺激疼痛一下，久了说不定会引发乳腺纤维囊肿并发症，并且不断恶化。

还有资料统计，患纤维囊肿的女性得乳腺癌概率比常人高2~4倍，尤其是乳房切片有异样增生。所以，如果家族中有人是乳腺癌患者，或是肿块忽然变大、肿块越变越多，为了避免癌细胞狡猾地藏在乳房纤维囊肿里，不仅每半年细致的定期超声波追踪检查很必要；在你有疑虑时，切片检查也能帮助确诊。

4 治疗方法

想要治疗这类囊肿，如果是单一的，穿刺排空囊肿内液体就行了。但具体治疗还是要因人而异，下面是一些生活治疗上的建议，可供大家参考：

● 少喝茶、咖啡、可乐等，少吃油腻的食物。

● 补充足够的B族维生素和维生素E。

● 咨询医生后，若身体有积水，应服用利尿剂。

● 若神经紧张，可用舒缓神经的药物、激素制剂或口服避孕药等，平衡身体激素系统。

● 严重的可以施行切除手术。

纤维 - 囊肿并发症

摸起来乳房软软的，但好像感觉不到乳腺了？在月经前一个多星期，乳房外面上半部分变硬了，绷得紧紧的，还痛。摸起来虽然能感觉到乳腺组织，但好像还有铅粒状的细微小结（"粒状"乳房），或者四处分布的囊肿（"多囊"乳房），也有结缔组织硬化产生的周边棱角鲜明的坚硬结节。

这种情况去检查，医生通常会提到"乳腺结板""乳腺硬结"等字眼，并告诉你这个病不用太担心，但还是叮嘱你接受严格的检查；于是你去做了放射检查，放射科的医生分析你的乳腺X光线造影图时，指出你的乳腺组织异质、密度高、"供养不足"。

上面这个过程，确诊的就是纤维-囊肿并发症。

① 发病原因

纤维-囊肿并发症是由乳腺、脂肪和结缔组织发生多种异变引起的一种良性并发症。发病的时候，输乳管囊肿、硬化的纤维结缔组织形成的坚硬结节、脂肪组织的小型脂肪瘤及乳腺组织微腺瘤都可能同时存在。

② 易发病人群

35岁前罕见，40~50岁是多发期，随着雌激素分泌量的减少，绝经期后逐渐不再发生。

未经历过足月妊娠和哺乳的女性。这来自医学界观点：足月妊娠和哺乳，特别是20岁之前，可保护乳房健康，不过这个目前还存有争议。

生活紧张：亲人过世，夫妻、朋友之间关系意外破裂或不间断的心理矛盾冲突，都易引起乳房囊肿。

③ 警惕对待

这个病很难确诊，即使放射手法也不易诊断。医生观察到的病状繁多，很难综合诊断是良性还是恶性。所以不要把过多的精力放在忧愁、焦虑、消沉里。

一些严重的乳房并发症：比如乳房密度高、质地坚实的，完全可能增加乳腺癌的发病率，所以定期的检查十分必要。

乳汁郁积症

也叫作乳汁潴（zhū）留囊肿，这个名字很不美丽的疾病，是在哺乳期乳房小叶或导管发生堵塞，会让乳汁排出不畅，潴留在导管里慢慢扩张形成囊肿。这个症状还常常因为乳房里有肿块，被误认为是乳腺纤维腺瘤，或者乳腺恶性肿瘤。

1 发病原因

哺乳期，乳房增生症、炎症或者肿瘤压迫，都可能造成乳汁淤积，当然也不排除哺乳习惯不好引起：没有定时哺乳，乳汁没排空等形成的。

囊里面滞留的乳汁有很多糖分、脂肪、蛋白质，简直就是细菌最好的温室，一旦入侵细菌就极易导致急性乳腺炎或者乳腺脓肿。当然如果没有感染细菌，囊肿就会一直在乳腺里待着。

2 症状表现

可能有些胀痛，或伴有继发感染局部皮肤发红、压痛。患病那一侧腋窝淋巴结增大，有触痛。

乳房里面有圆形肿块，光滑可以活动，基本上都是单侧、单个囊肿，边界清楚没有压痛，大的肿块有囊性感觉，有弹性。如果是哺乳期，因为乳腺肿胀所以有肿块但是不容易被发现，不过在停止断奶或按摩后会自行缩小并且能清楚触摸到。

早期囊肿里是稀薄的乳汁，后来囊肿长期存留，乳汁里的水分被吸收，所以会变成乳白色黏稠物，像炼乳，甚至奶粉一样呈固态，同时肿块的弹性就会消失，变得越来越硬而坚实，容易被误诊为乳腺癌。

3 检查确诊

乳房囊肿种类之多，我们无法仅凭经验确诊，需要肿物针吸细胞学检查或者钼靶X线、B超检查、组织病理学检查等方式确诊。

4 预防保健

新妈妈们请养成规律哺乳的习惯，避免因乳汁未排空而使乳汁滞留在乳腺内。

● 注意哺乳期卫生与姿势，别让乳汁滞留，合并感染。

● 注意产后饮食，多吃清淡、蛋白质含量高的食物。

炎症性乳腺病变

和宫颈一样，乳房也有炎症性病变，而且分非感染性炎症和感染性炎症，比如淋巴管炎和脓肿这两类感染性炎症就会引起乳房病变。

在哺乳期，淋巴管炎会让乳房出现红斑，很痛还常常溢乳，甚至两三天的39℃高热。一般听从医生嘱咐可以服用阿司匹林，敷上潮湿的纱布就能缓解炎症。

至于哺乳期脓肿，最初症状和淋巴管炎很相似，但一般在2~3周哺乳后，脓肿突发，治疗这类感染需要根据脓肿成熟程度服用抗生素或引流。

乳腺脓肿很少发生在非哺乳期女性身上，还有非微生物引起的乳腺发炎也是。但这种罕见性病变很让人头痛，不仅病源难解释，而且不论手术还是药疗，或双管齐下都很难有效。

乳管内乳头肿瘤

也叫乳腺管内乳头状瘤，是乳汁通路上生出的小肿瘤，可以想想大多是产妇才会遭遇的了。75%发生在大乳管靠近乳头的壶腹部，肿瘤很小，带有蒂和绒毛，而且有很多壁薄的毛细血管，所以容易出血。也有发生在中小乳管的，位置常常在乳房周围区域。

偶尔有较大的包块，多在乳晕区呈软性的结节，大多是圆形、活动，轻轻按压常有血性液体。这也是很多人最先发现这个疾病的缘由：乳头溢液污染了内衣，液体呈血性、暗棕色或者黄色。

虽然是良性病变，但仍有6%~8%恶变可能，药疗基本没有效果，所以在早期就要手术，如果有恶变就按乳腺癌处理。

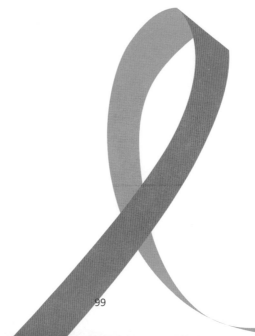

关注乳房常见病变

有许多女性朋友在乳房出现异状时，常常会以为自己得了乳腺癌。关于这部分的乳房常见病变，不能不认识，但也不能自己吓自己。

乳房结石

乳房发炎或是乳汁淤积会造成乳晕、乳头结石。30~50岁哺乳期女性，常服用激素的女性最受亲睐。但它可不是女性的专利，男性也有可能会发生。

想要预防，保持哺乳期美丽心情、莫生气，避免不良刺激是关键。还要防止乳腺炎的发生，以免炎症让输乳管变得狭窄或者全被堵塞。

可以每天用温水洗乳头，但不要用乙醇擦拭，以免乳头干裂；别让孩子含着乳头睡觉，以免咬破乳头；乳头有破口时先暂停哺乳吧；总之，之前介绍的正确哺乳方法统统运用起来。

乳腺导管扩张

也叫导管炎、粉刺性乳痈（yōng），非细菌性炎症，40岁左右女性多发，基本发生在两侧乳房还会波及乳管。听起来挺普通一病，但治疗不当，会丢了乳房的"脸"。

通常感觉在乳晕附近或乳房内上方有压痛感、灼热、痒或乳晕隐隐作痛，碰到冷还会加剧；而且乳头还会排出颜色多变、比较浓稠的液体；触诊时会很痛，有肿块，看起来就像乳腺癌。

很容易被当成小脓肿处理，反复切开引流，但就是久不愈合，最后乳房千疮百孔，乳头内陷，扭曲变形。

乳房叶状瘤

一种罕见的乳房肿瘤，在西方国家，只占原发性乳房肿瘤的0.35%~1%，而且基本集中在中年女性，平均年龄为40~ 50岁。

乳房叶状瘤是因为间质细胞过度增生，抢占了乳房表皮细胞生存空间，形成乳房纤维腺瘤那样的叶片状构造。这种瘤大多是单侧病发，大小从2~3cm到10cm以上不等，不痛；在影像检查结果上能看到圆圆的肿瘤，界线明显，肿瘤里还能看见裂隙和钙化点。

1 怎么确诊良恶性

乳房叶状瘤主要分良性、恶性、边缘性三大类。

其中大部分都是良性，但不及时处理，会持续变大并增加恶性概率。良性、恶性肿瘤都有可能局部复发，有少部分恶性肿瘤还会侵入循环系统，转移到其他身体部位。

所以确定良、恶性很重要，不然就可能纵恶生长，那就用"病理检查"来确定吧：医生会将切除的肿瘤放在显微镜下来判断特性。换句话说，手术前很难诊断乳房叶状瘤的恶性度 —— 这就是手术的价值，一方面帮助确诊，一方面治疗。

2 怎么治疗乳房叶状瘤

乳房叶状瘤很少有淋巴结转移，所以一般不需要做腋下淋巴结清除，局部"手术切除"就够应对了。但如果是恶性的，就要切除整个乳房。

另外根据世界卫生组织统计，乳房叶状瘤17%会有"良性的局部复发率"；25%"几乎不会转移"或者"边缘性的局部复发率"；只有4%的良性会"转移"；恶性的"局部复发率"为 27%，"转移率"为22%。这么看来复发治疗也是一个重点，在生活中就更要留意是否复发。

帕奇得氏症

一种常见的乳房湿疹，通常可以很快改善，但如果湿疹集中在单侧乳头而且用药无效，很可能是癌症前期的病变，即"帕奇得氏症"。

当癌细胞跑到乳晕附近集合，经过乳管再蔓延到皮下组织，会形成类似乳头发炎的症状：乳头和乳晕附近皮下，像湿疹脱皮，有界线鲜明的红斑、脱屑、渗出液或结痂，下面的肉芽组织有点儿溃疡，或出现乳头凹陷。

警惕，八成女性患有乳腺增生

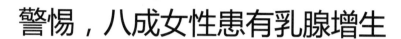

　　所有女人都想拥有美丽的乳房。丰满、坚挺的乳房给她们以自信和美丽！然而，乳房非常脆弱，很容易受伤。据统计，每年做常规检查的女性中，患有乳腺增生的女性数量，占乳房疾病的首位，出现纤维瘤、癌前病变的女性数量也是逐年大幅度增长。尤其在一些工作强度大、竞争激烈的行业，比如广告人员、会计、法律工作者等，被查出有乳腺囊肿的有两成，而患有乳腺增生的女性却高达八成！乳腺增生大部分发生在乳腺上皮和纤维组织，常见于25～45岁女性。乳腺增生不是严重的疾病，前期基本不需要治疗，但要防止恶化成肿瘤，甚至癌症。

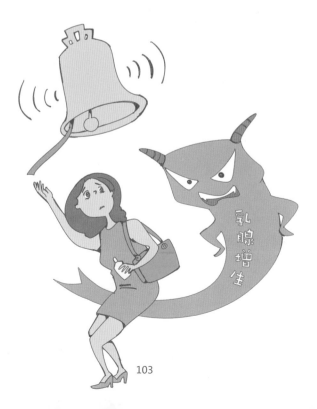

乳腺增生原因一手抓

有许多女性朋友在乳房出现异状时，常常会以为自己得了乳腺癌。关于这部分的乳房常见病变，不能不认识，但也不能自己吓自己。

2 内分泌失调

黄体素分泌减少，雌激素相对增多是重要原因，也是目前医学界的普遍认定：激素过度刺激乳房会造成局限性乳头状生长，出现单发性、多发性增生，有的症状和乳腺癌很难区分。

1 精神刺激

情绪紧张、激动，经常熬夜、睡眠不足这些不仅会造成乳腺增生，还会加重症状。

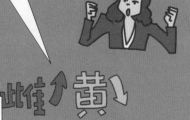

3 人为因素

夫妻不和、性生活失调、人流、高龄不育、不哺乳等，这些日常小任性让乳房无法有正常、周期性生理活动。还有过紧文胸、紧身衣也是一道紧箍咒。

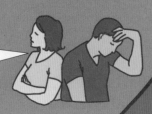

偏爱雌激素

保健品、避孕药里的雌激素虽然能帮女性达到一定目的，但长期过量摄入后果可想而知。还有速生食品、人工饲养的水产和家禽的饲料里也含激素成分，只能说现在的生活环境真是防不胜防。

 饮食结构

饮食习惯对乳腺疾病起着特殊的催化作用。贪食高脂、高能量食物，烟酒一样不落这些都可能成为诱因。生活条件好了，吃得太好，高血压、高血糖的人增多，这些也容易出现内分泌失调。

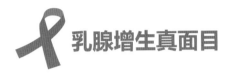

乳腺增生真面目

　　80%的女性都患有乳腺增生，发病十分普遍，这么高发病率不得不让人恐慌，但有医生立马说了：所有的乳腺增生都是"纸老虎"，大家不用惊慌。于是，人们瞬间去掉警戒，对乳腺增生一点儿都不重视了。

　　结果……又有人说了，乳腺癌100%来源于乳腺增生！

　　到这里，大家蒙圈了：到底乳腺增生是"纸老虎"还是"乳腺癌100%的前生？"我们该不该重视，又怎么判断哪些是乳腺增生呢？

乳腺增生都有哪些症状

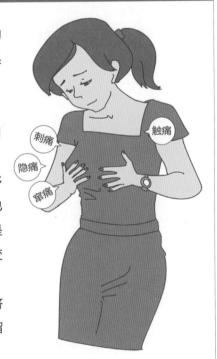

　　在生活中乳腺增生还是有迹可循的。最基本的表现就是出现肿块，并伴有不同程度的疼痛，如果你发现自己有以下症状，就要及时到医院检查：

　　摸到乳房有肿块，容易移动，表面有颗粒感。

　　乳头发痒、溢液，或者口苦、胸闷、厌食、月经紊乱。

　　单侧或双侧乳房疼痛，疼痛的症状也多种多样，可能是双侧，也可能是单侧，可能是胀痛，也可能是刺痛、窜痛、隐痛、触痛。这种疼痛并不是时时存在，常在月经前、劳累、情绪变化、天气变化等情况下加剧。

　　有淡黄色或淡乳白色液体从乳头（自行或被挤压后）溢出。如果液体是血性或咖啡色就要谨慎留意了。

如何判断乳腺增生程度

很简单：如果来月经前，乳房只胀痛1~2天，那是很轻微的乳腺增生；

如果月经前7~8天就开始胀痛，那可能是中度；

如果从排卵期就开始乳房胀痛，那就是重度的乳腺增生了！

还有的人乳房疼痛，谁都不能碰，一碰就受不了，那她的乳腺肯定有很大问题，应该及时诊治。

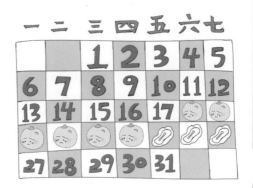

现在除了月经期，又多了个胸痛期

乳腺增生癌变率和危险系数

70%乳腺增生是单纯小叶增生，这部分几乎不癌变，所以预防乳腺增生癌变关键在预防其余的30%，尤其囊性增生，但增生很少出现囊性改变，约占增生症的10%。所以，对于乳腺增生不能完全置之不理，但也不用过分忧心（表3）。

表3 乳腺增生程度及癌变概率

增生程度	癌变概率
单纯上皮增生及腺病 早期如乳痛症、小叶增生	机体应对内分泌失衡的 生理性改变，几乎不癌变
腺病中、晚期 （纤维腺病，纤维硬变病）	极小可能癌变
轻度囊性增生	可能癌变
重度囊性增生	癌变率75%~100%， 概率比一般女性增加2~4倍

所以，建议确诊为乳腺囊性增生，年龄40岁以上，有肿瘤家族史的朋友应每隔3个月复诊，必要时可做病理活检或手术切除肿块，以排除或发现癌前病变及乳腺癌。

男性乳腺增生

　　男性不仅会得乳腺癌，也有乳腺增生。当内分泌紊乱，比如使用雌激素、肾上腺皮质功能亢进以及肝硬化时，就易发生。

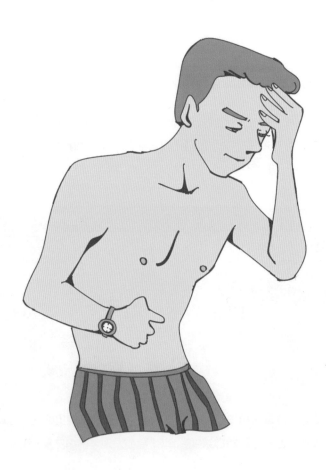

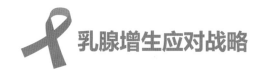

乳腺增生应对战略

既然乳腺增生也分程度，危险分系数，那预警就能分个红、橙、黄了。首先，当然是科学的检查。

不同人群患乳腺增生检查建议

3种情况更应该定期做乳腺检查：35岁以上发现乳房肿块；患乳腺增生长久不愈而且肿块比较硬；有一侧乳房有乳腺癌病史，另一侧乳房应该定期检查。

年龄40岁以上的女性属于以下情况要高度警觉起来：

1 确诊为乳腺囊性增生的；

2 曾有乳腺良性肿瘤手术史的；

3 有母系乳腺癌家族史的；

4 晚婚、晚育、未婚、未育及未哺乳的；

5 长期使用雌激素药物的；

6 甲状腺功能不全的；

7 绝经期较晚（55岁以后）的；

8 有较长期的乳头溢液或乳晕湿疹的。

上面这8种情形中的任何一种，除了要定期复诊，必要时还可以作病理活检或手术切除肿块，来排除或发现癌前病变及早期乳腺癌。

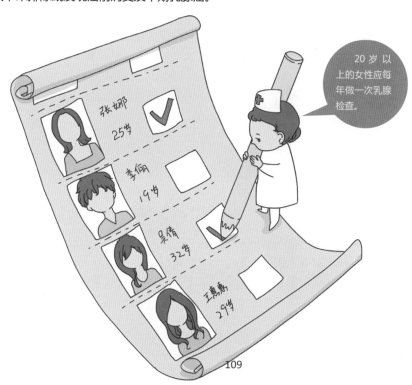

有病要治，但并不是所有病都要吃药，比如乳腺增生

很多女性检查出患乳腺增生以后非常紧张，找到医生主动要求用药，希望尽快摆脱困扰。有些医生为求利益，也顺着不明情况的女性，但开出的药里面含有拮抗雌激素受体，使体内的雌激素不能发挥作用，这药不但无益，反而对女性的健康有不良影响。所以，在确诊患上乳腺增生后，如果不严重，并不需要用药，只需要对照上面的发病原因，少用避孕药和雌激素产品、调节心情、劳逸结合、生活规律、注重饮食结构、定期复查就可以了。

比如乳头没有凹陷，皮肤也没有橘皮样改变，摸起来有些疼痛，但不影响活动，腋窝淋巴结不肿大。这些乳腺增生症状，往往是那些心情易烦躁、爱生气、精神紧张且劳累的女性更为严重。那就要注意调整情绪，及时舒缓压力和就诊，在医生的指导下通过药物、微波等物理治疗，来缓解或者根治乳腺增生症状。

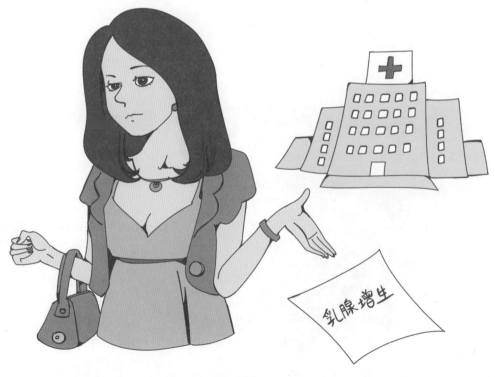

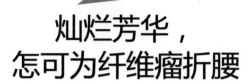

灿烂芳华，
怎可为纤维瘤折腰

　　离开青葱校园，获得了梦寐以求的工作，这本该是20多岁的女性最开心、最具斗志的时光。却不知何时，乳腺纤维瘤正悄然成为女性健康隐患。乳腺纤维瘤常见于育龄期女性，尤其是20～25岁的青年女性。75%的乳房良性肿瘤都是乳腺纤维瘤。

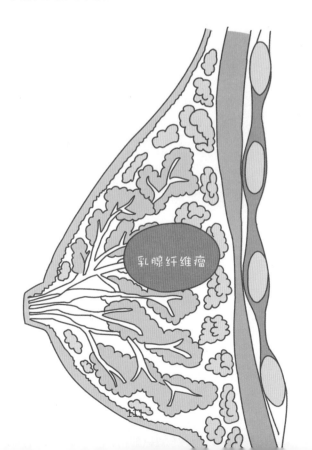

乳腺纤维瘤

乳腺纤维瘤是癌症的一种吗

很多女性一得知自己乳腺有"瘤",就以为自己得了癌症,吓得花容失色。乳腺纤维瘤的确是一种肿瘤,但它是良性的,最常发生在乳房外上方1/4的地方。

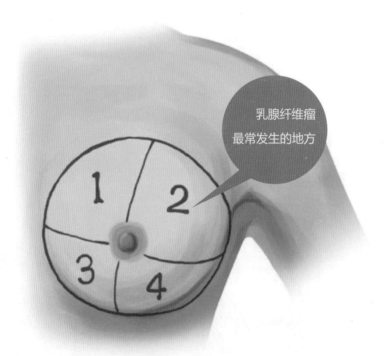

乳腺纤维瘤
最常发生的地方

乳腺纤维瘤会"跑"

乳腺纤维瘤主要是由于雌激素或黄体素影响内分泌不协调，从而乳腺和乳房纤维组织增生，出现肿块，通常是圆形或椭圆形的球体，表面光滑，与周围组织分界明显，摸上去韧性也比较好，大小从零点几厘米到十几厘米都有。它和乳腺癌都是在乳房里摸到一个肿块，而且都不痛，没感觉，没有任何分泌物。肿块大小不一，有的像大豆一样大，有的像鸡蛋一样大，但大多数肿块都是1~3cm的球形或者蛋形。摸起来有大理石的质感，细摸有小结节状，有些则呈明显分叶状，有的肿块凹凸不平，也有的肿块会突然变大。

触摸乳房时，会发现这类肿块其实很有弹性，并能清楚看出它们的形状，而且肿块不是固定在一个位置，而是会在皮肤下面到处跑。大多数病例中，患者都只有一个肿块，偶尔才会出现同时长好几个肿块，或者两侧乳房都有肿块的病例。

怎么判断乳腺纤维瘤良恶性

主要还是看肿块：

1 光滑的、边界清晰的可能是良性的，粗糙的可能是恶性的。

2 摸起来可以移动的是良性的，不能动的是恶性的。

3 良性的可以长多个，恶性的只会长一个，大多集中于靠近腋下部分。

4 良性的长得慢，恶性的长得快，如果隔两个月去查长得很快有可能就是恶性的。

乳腺纤维瘤的癌变概率非常小，所以一般不必担心，只要通过手术将其切除就可以了。但35岁以上，或者绝经期的女性，如果发现乳房肿块，即使症状非常像纤维瘤，也不要忽视。因为这个时期的女性卵巢功能衰退，并不容易产生纤维瘤，更可能是其他东西，到医院做个详细检查确定一下吧。

谁是乳腺纤维瘤的罪魁祸首

真凶就是雌激素！雌激素水平失衡，过度刺激导致乳腺导管上皮或间质成分异常增生会形成腺瘤；其次是有些乳腺组织对雌激素敏感性较高，得病概率就更大；另外一些饮食、遗传等方面的原因，会使得雌激素增多；妊娠期，雌激素活跃，肿块会长得特别快；月经来潮前，因为对激素敏感，肿块也会增大，骤然间还可能产生疼痛。

预防乳腺纤维瘤，就要从防止过高的雌激素开始。环境污染的加重、反季节食物的增多、肉类食品中雌激素的升高、工作中的持续高压状态等因素，都会导致女性雌激素升高。而有些女孩，则是因为吃了避孕药而导致纤维瘤。因此，环境改善、饮食调整和减压，健康生活才是预防乳腺纤维瘤的关键。

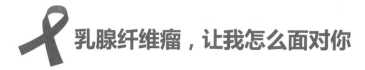

乳腺纤维瘤，让我怎么面对你

乳腺纤维瘤虽然癌变率很低，与乳腺癌的关系也不大 —— 35岁以前年轻未婚女性如果患上乳腺纤维瘤是不必过于担忧的，但毕竟不能忽视那有可能"叛变"的少数。

患乳腺纤维瘤需要拉警戒线的情况

· *如果年龄在35岁以上，纤维瘤的恶变概率会有所提升；*

· *如果同时患有乳腺囊性增生和乳腺纤维瘤，那患癌的危险性将增加；*

· *妊娠期内留意乳腺纤维瘤有没有突然增大，防止发生肉瘤变。*

实在到了严峻时刻，手术切除是业界公认的能完全消除乳腺纤维瘤的唯一方法。那时就别再因为害怕留下小小的疤痕就不去做手术！即便只有1%的癌变概率，一旦发生，那就是百分之百的悲剧！不想让这个不等式成立，就勇敢些吧！

有人会问："那我吃药治疗行不行呢？"乳腺纤维瘤是很难单纯依靠药物消除的，建议患者不要采用服药的方式。调整内分泌的药物副作用较大，会进一步导致内分泌紊乱。

根据情况看是否手术

尽管手术是乳腺纤维瘤最有效的治疗方法，但并不意味着一旦发现肿瘤就要马上进行手术：

如果发现肿瘤大小在1.5cm左右，并且自己摸着就像一个"玻璃球"在乳房里面来回动，又不粘连，那就再观察观察，不要急着切除。

如果它粘连着不动了，不管它有没有超过1.5cm，都要切除。值得提醒的是，想要怀孕的女孩子，乳房内的纤维瘤达到1.5cm以上，那就手术后再怀孕，因为怀孕后雌性激素水平会升高，纤维瘤会长得非常快！

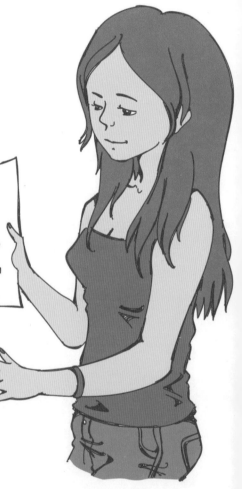

30~35岁之前，确诊是良性肿瘤，就不一定要手术，但定期B超和临床检查是必须的。当然如果肿瘤大、伴有疼痛，造成了心理负担，那就自行决定。

在30~35岁之后，建议切除，因为纤维腺瘤可能与隐藏的、尚未被发现的或者看似良性的轻微癌变同时存在。

还有一种罕见的纤维腺瘤 —— 叶腺瘤，体积能长到很大，还是需要手术切除的，因为它不仅会长，进而能引起皮肤溃疡，还有10%的可能衍变成肉瘤。

瑞博士 · 新主张
为乳房健康美应运而生的麦默通

　　乳房良性肿瘤成为各年龄层女性的多发病。患上的女人如果不愿开刀、怕影响乳房美丽、希望能尽快恢复，那研究专家们专为她们挖掘了一把利器 —— 麦默通（是一种微创切除乳房肿块的手术方法）。

　　它是目前最先进的专门针对微小、不可触及的病灶进行微创活检的系统，能在微创、安全前提下，精确定位，连各类微小肿瘤和深部病灶都能准确切除，可疑病灶也难逃法眼。而且切口小得不超过0.5mm，不需要缝合，基本不留疤，恢复还很快，稳住了许多女性七上八下的心。

　　比较适用于：

● 直径≤3cm的乳腺良性肿瘤；

● 直径≤3cm的乳腺可疑病灶活检；

● 良、恶性不明的乳腺微小钙化灶诊断。

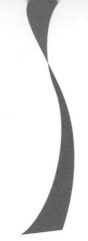

产后妈妈的烦恼：乳腺炎

宝宝的降临给一个家庭带来了无尽的欢乐。看着宝宝小小的身体，娇嫩的脸蛋，妈妈们的欣喜之情溢于言表。欢喜于儿女绕膝的同时，妈妈们也要特别留意自己的身体，看是否有这个时候最容易发生的一种疾病 —— 乳腺炎的征兆，乳腺炎最常见于哺乳期妇女，尤其是初为人母的新妈妈们。

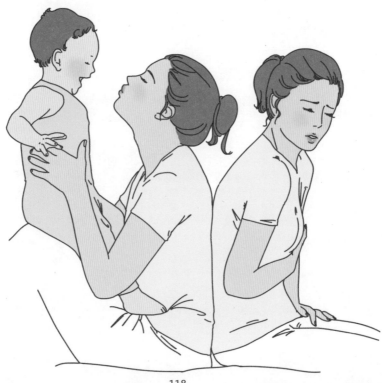

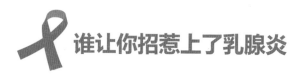

谁让你招惹上了乳腺炎

是哺乳不正确，也是文胸成魔爪，或者乳汁滞留……这些看似平常的细节，都可能引来乳腺炎。

油腻月子餐，吃出乳腺炎

我国自古以来就有产妇坐月子的传统，其中最"经典"的一种观念就是产后一定要补充大量营养：猪蹄汤、大鱼大肉、吃不完的鸡蛋等营养品一股脑儿地端上产妇的餐桌。然而，往往油腻的食物没有化作奶水和身体的能量，反而导致乳汁变得浓稠，进而堵塞了乳腺管。乳汁这汪生命的琼浆不仅可以哺乳婴儿，更是细菌最好的培养液，乳汁淤积过多助长细菌繁殖，乳腺炎就产生了。当然，并不是所有的哺乳期乳腺炎都是因为吃得太油腻了。

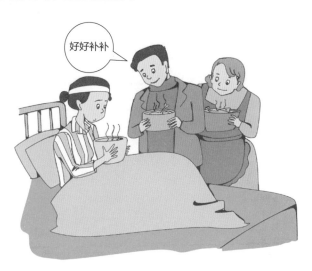

乳汁淤积，引"乳腺炎"入室

除了油腻月子餐，让乳汁淤积成为一潭死水，助长入侵细菌生长繁殖的原因还有很多。

乳头过小或凹陷，会妨碍哺乳，假如在产前没有及时矫正乳头凹陷，让宝宝吸乳困难，久了不仅会导致乳汁淤积，还易造成乳头周围破损，让细菌沿淋巴管入侵造成感染；

乳汁分泌过多，每次喂奶时排空不完全，妈妈没有及时把乳房内里多余乳汁排空，也会导致乳汁淤积；

第一次生产的新妈妈，乳汁里含有比较多的脱落上皮细胞，很容易引起乳管阻塞，加重淤积。乳汁淤积会让乳腺组织变得脆弱，容易成为细菌攻击的对象。

乳管不通、乳管本身有炎症、肿瘤或者受到外在压迫，从胸罩里落出来的纤维堵塞乳管，也会让乳汁排出不畅导致淤积。

假如宝宝喜欢含乳头睡觉，这个习惯得改，因为这样宝宝口腔里的炎症会直接侵入蔓延至乳管，继而扩散至乳腺间质引起化脓性感染。

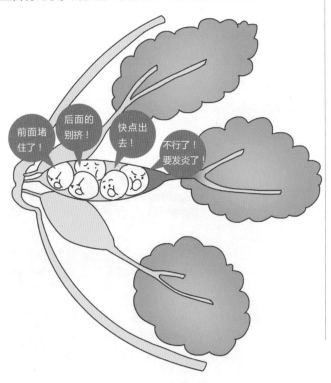

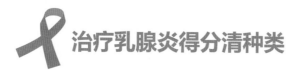

治疗乳腺炎得分清种类

　　很多妈妈，尤其是第一次做妈妈的女性，都会在产后3～4周有乳房疼痛、局部皮肤发烫、红肿等症状，还可能怕冷、寒战或体温骤然升高，这些都是乳腺炎的典型症状。乳腺炎有急性和慢性之分。急性乳腺炎又分为急性滞留性乳腺炎、急性化脓性乳腺炎两种。

不通则病，哺乳可预防急性滞留性乳腺炎

　　急性滞留性乳腺炎是因为乳汁阻塞乳腺引起的，导致乳汁阻塞的原因可能是没有充分打开乳腺管，而乳汁又分泌旺盛，也可能是新生儿还不太会吮吸乳汁，造成乳汁淤积，出现了乳房发硬、红肿、触摸痛等发炎现象。这样的情况常常发生在毫无经验的新妈妈身上，而新妈妈产后身体又十分虚弱，免疫力低下，因此容易遭遇急性乳腺炎。

　　治疗急性滞留性乳腺炎的先决条件是尽快让淤积的乳汁排出来。用热毛巾敷乳房，施以按摩，乳腺管便会打开，这样乳汁就会顺畅流出。还有一个办法是让婴儿吮吸乳汁，并在喂乳结束后，使用吸乳器吸出剩余的乳汁。

急性化脓乳腺炎，需要给乳房降温

小婴儿调皮，吸着奶就开始玩耍起来，一不小心咬破乳头，妈妈觉得是一点儿小伤，也就没在意，不料葡萄球菌及链球菌趁虚而入，结果引发急性化脓乳腺炎。

也有另外一种情况：已经觉察出了有急性滞留性乳腺炎，置之不理，结果恶化转变为更加严重的化脓乳腺炎，不但引起发热，还会伴随恶寒、颤抖等症状。更有甚者，乳房也会有严重的红肿现象，乳汁里都夹带着脓液和血液。

若出现这种重症乳腺炎，要赶紧停止哺乳，使用吸乳器将淤积的乳汁吸出来，然后用贴布或冰敷的方法，给乳房降温。如果有发热症状，就服用抗生素或者消炎药。通常情况下，急性化脓乳腺炎治疗1~2周就可以痊愈了。

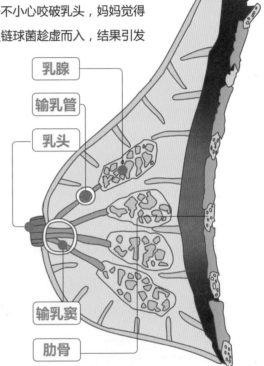

乳腺
输乳管
乳头
输乳窦
肋骨

慢性乳腺炎是非产褥期引发的

如果上述急性化脓乳腺炎没有好好治疗，就会引起慢性乳腺炎，跟哺乳没有过多的关系。慢性乳腺炎的症状不是特别严重，但如果出现红肿、疼痛的症状，就必须使用抗生素治疗。

瑞博士·特别忠告

断奶时需要注意什么

　　顺利度过了哺乳期，接下来困扰妈妈们的就是怎样断奶了。有新妈妈曾咨询："我的奶水已经很少了，我想给1周岁的宝宝断奶，但是又怕断不好，会引发乳腺炎，我该怎么办？"其实新妈妈们大可不必担心，既然奶水都已经微乎其微了，断奶也会变得很容易，只要断奶前不要再用吸奶器吸奶就好。另外，尽量做到避免挤、压、碰、撞，一般不会患乳腺炎。

宝宝 "粮仓" 保卫战：应对乳腺炎

乳腺炎在产后1个月内为高发期，而且过来人都说特 —— 别 —— 疼，比生孩子还痛！得了乳腺炎，宝贝粮仓告急，妈妈胸前疼痛，当然不能置之不理！

早点发现乳腺炎苗头

乳腺炎疼痛分级

身体倍棒！　有点不舒服　针扎一样　疼痛持续　谁都不能碰！

① 初级，像针扎一样

乳房的外上或内上部分突然出现肿胀痛，还有很明显的压痛，硬块的边界也不清晰，因为乳腺炎还没有形成脓肿，乳房皮肤的颜色也正常或者微微红，能感觉有点微热。

这时期乳腺炎会让人突然高热寒战、疼痛肿胀、局部鲜红，感觉胸闷头痛，食欲不振。如果遇上乳头皲裂，哺乳时会感觉像针扎一样痛，乳头的表面可能还有一两个小脓点或很小的裂口。

② 中级，剧痛持续

乳房组织慢慢坏死，形成脓肿，穿刺会有脓液流出，肿块也越变越大、越来越硬，同侧的腋窝淋巴结肿大，当然就更痛了。而且大多像搏动一样跳痛，甚至是持续的剧烈疼痛。不仅乳房局部皮肤发红、灼热，还让人感觉全身发热不退，恶心厌食。这样红肿热痛持续2~3天后，肿块中间慢慢变软、红肿发亮，皮肤变薄，周边开始像洒泼了红墨水一样出现大片鲜红。

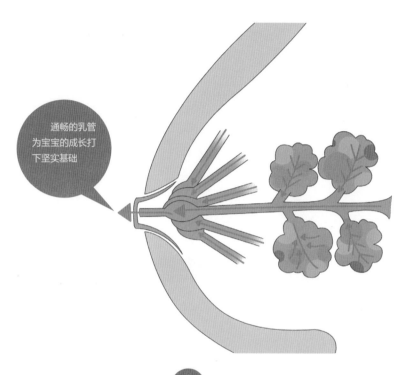

通畅的乳管
为宝宝的成长打
下坚实基础

3 重度，破溃流脓

脓肿成熟到乳房已经包不住了，就会自行破溃。

没有自己破的，可以用手术切开排脓，如果引流通畅，局部肿痛会消减，1个月换药治疗创口会慢慢愈合。如果溃后脓流不畅，肿胀都没有消减，而且身体热度也不退，长久治疗不愈就会转成慢性乳腺炎，也会形成乳瘘 —— 乳汁和脓液混合流出。

保卫粮仓，得了乳腺炎怎么办

急性乳腺炎大多是乳汁淤积、细菌感染造成的。所以要想预防乳腺炎，最主要还是防止乳汁瘀积和细菌感染。

得了乳腺炎，在还没有形成脓肿的时候，重在疏通乳腺，减少乳汁淤积。关于这一点，之前"母乳喂养，为你的乳房撑起保护伞"那一节介绍过很多相关的注意事项，这里略微补充2点：

1 可以用油木梳背向乳头方向轻轻按摩，疏通乳腺。

2 早期炎症明显请马上停止哺乳，用吸奶器排空乳汁；然后用热毛巾敷，每天3~4次。如果这两个方法都没有用，可以向医生咨询，能否使用抗生素。

而脓肿形成后就要引流了。另外，如果妈妈在治疗乳腺炎期间遵照医生建议服药的话，就必须暂时停止哺乳，因为妈妈吃的药可能通过乳汁去到宝宝的身体里。停药24小时之后，把淤积的母乳挤出，之后新出的母乳才能给宝宝吃。

哺乳期用药
一定要遵医嘱

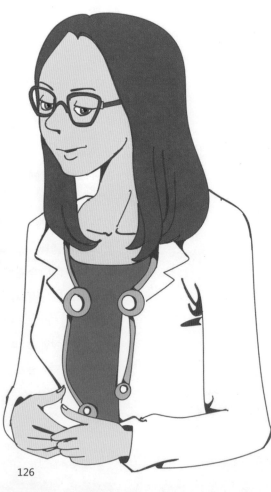

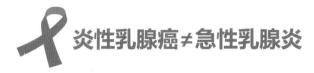

炎性乳腺癌≠急性乳腺炎

炎性乳腺癌是很少见的一种临床类型，乳房呈蔓延性变硬变大，皮肤发红、发热、痛而且还水肿。它和急性乳腺炎都是突然爆发，且都有红肿热痛等症状，所以常常会误诊，误诊后医生就会消炎治疗，但越消炎病情却越重，甚至导致腋下淋巴结肿大。所以，了解一点儿这两个疾病的区别，说不定提供的症状更能辅助医生诊治。

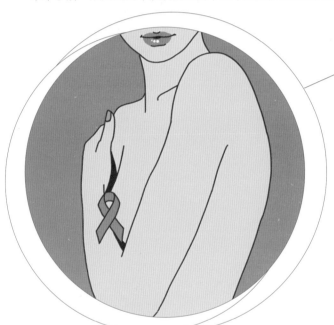

① 患病范围不同

两种疾病都有乳房红肿、热痛等，但炎性乳腺癌的皮肤水肿是蔓延性，能占据乳房皮肤1/3 甚至整个乳房，颜色是暗红或紫红色，皮肤水肿是橘皮样的；乳腺炎的红肿可能是局限在乳房的某一个部位，也可能比较广泛，颜色是鲜红的，皮肤呈凹陷性水肿。

② 全身症状不同

炎性乳腺癌不会出现发热、体温升高和乏力等明显的感染中毒症状，但乳腺炎常伴寒战、高热等明显的全身性炎症反应。

③ 病灶触感不同

都可能有腋下淋巴结肿大，但急性乳腺炎的淋巴结相对比较柔软，和周围组织没有粘连，活动性好，摸起来有波动的感觉；炎性乳腺癌的淋巴结大而硬，摸起来感觉像橡皮，质地坚韧而且有弹性，和周围皮肤、组织粘连着，所以没有活动性。

病程长短不同

急性乳腺炎病程短，能在短期里化脓，但抗感染治疗有效，预后好；炎性乳腺癌则病情凶险，一般不化脓，皮肤不会溃破，却能殃及同侧乳房以外的颈部和手臂，甚至侵犯对侧乳房，抗感染治疗没用，预后差。

检查结果不同

血常规：炎性乳腺癌检查结果白细胞计数和分类计数没有明显的提高，而乳腺炎检查的白细胞和分类计数会升高。

影像学检查：一般钼靶检查和B超检查等都能鉴别，如果需要进行转移灶分析，可以进一步做PET-CT检查。

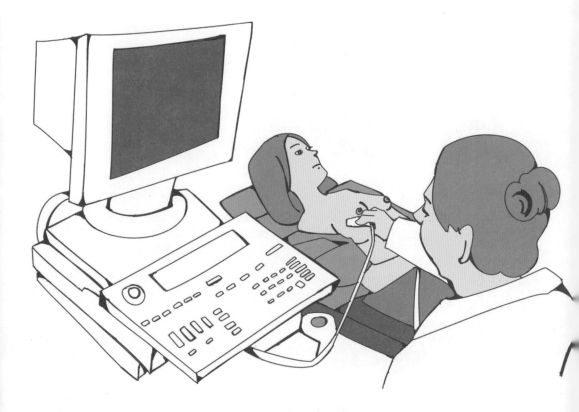

畸形乳？原来命运开错了玩笑

　　每个女人都希望自己拥有一对完美无瑕的乳房，然而完美无瑕本就是可望而不可求，单单畸形的乳房就让她们日夜忧思。其实，如果真的赶上了，我们完全可以把畸形的乳房看作是命运开的一个小玩笑，坦然处之，大不了还能手术整形呢！

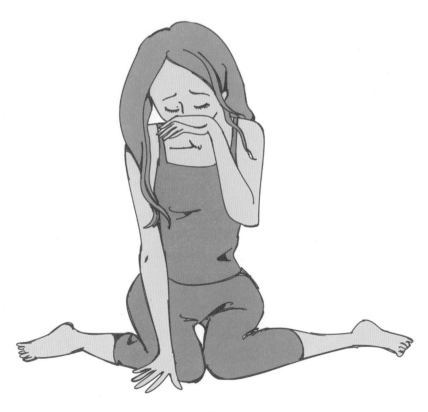

129

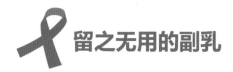

留之无用的副乳

如果你发现自己不止两个乳房，千万别慌张地以为自己"返祖"了。根据研究，平均每4个女性就有1人有副乳困扰。

副乳的形成

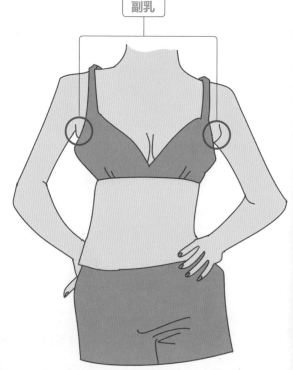

副乳

副乳也叫多乳症，大多是一种先天性疾患，常具遗传性。当胎儿体长到9cm时，在腹侧两旁，从腋窝至腹股沟线上，由外胚层的上皮组织发生6~8对乳头状局部增厚，这就是乳房雏形。在正常的情况下，除胸部的一对外，其余乳房雏形会在出生前退化消失。而有些因为激素的影响不会退化，而是渐渐长大形成多余的乳房或乳头，即副乳。

有的副乳像正常乳房一样有乳头和乳晕，有的则看起来只是一块多余的肉。它们一般长在腋下的位置，所以很多女孩在戴文胸的时候使劲地把它们挤压进去。这种做法是不健康的，长时间的挤压会导致乳腺的血运不畅，进而产生乳腺增生甚至增加癌变机会。

不仅因为大小形态各异，会不同程度上影响美观；而且在经期、妊娠期或哺乳期，副乳也可能肿胀、疼痛，甚至还有泌乳功能。而且副乳也是乳房，所以正常乳房能遭遇的疾病，副乳在同样的条件下也可能患病：比如纤维腺瘤、常见的乳腺良、恶性疾病等，尤其当缺乏乳头时，更容易恶变。

听到这里，可能很多人都想一切了之吧，其实大可不必。轻微的副乳在没有恶变的情况下，不必把它当回事，如果明确有肿瘤或恶变，就要考虑手术治疗了。

消除副乳的方法

不少女性站直并双手自然下垂时，可以看到腋下至胸部之间有凸出的部分，这时可以用对侧手中指和拇指反复揉捏凸出的地方，力量要适当，每次30遍；完成后再用对侧手指关节将凸出部分往内推挤，每次也是30遍。每天都抽时间这样按摩，坚持下来就有可能消灭副乳。

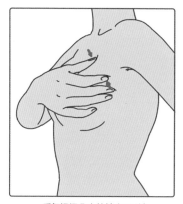

反复揉捏凸出的地方 30 遍

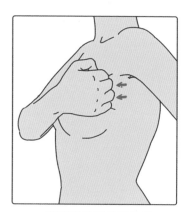

用手指关节用内推挤 30 遍

还有一种假性副乳是外力推挤形成的，这种情况可以用完整包裹乳房的内衣来纠正，穿戴好胸罩后，把腋下副乳部分及下胸围乳房拨回罩杯内，坚持一段时间，有可能把副乳的脂肪组织移到正确的位置上。另外，多做扩胸运动、瘦手臂运动，利用胸大肌和手臂肌肉群收缩，也能改善副乳情况。

瑞博士·揭穿真相
拨肉副乳，你拨对了吗

　　腋下的赘肉，那些假性的副乳，我们总恨不得把它们全藏进内衣里，所以常常会这样拨弄多余的肉肉。

　　其实，腋下的赘肉是长期穿太小的内衣，把胸部外侧的肉肉挤到那里的，所以要让肉肉回到它来的地方，也应该是拨到胸部外侧靠近腋下。

　　比如，右胸副乳的拨法就是：左手四指并拢，伸入肩带，把"副乳"以贴合乳房形状的弧形，向斜下方轻轻拨进胸部。

　　另外，像这种假性副乳，多运动手臂也有一定效果的。

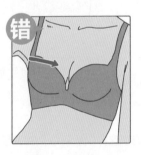
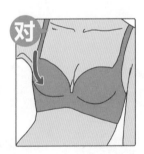

巨大与渺小，
这样的乳房也烦恼

胸大的妹妹羡慕小胸的穿衣好看，天生衣架子；胸小的妹妹又羡慕大胸性感挺拔。总觉得别人的更好，似乎是很多人的通病。但事实，乳房太大或太小也成为畸形烦恼。

跟不上节奏的乳房 —— 小乳症

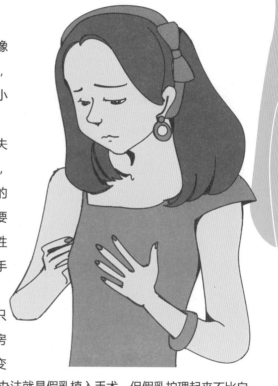

眼看就要奔三了，胸前却平坦得像十三四岁的少女，与全身体形不成比例，这是不是病了？别太惊慌，这可能是"小乳症"。

小乳症一般是由发育不全或内分泌失调引起的，对女性的实质健康并没大碍，但往往会带来精神上的烦恼与压抑，有的还会影响择偶与婚姻。患上小乳症不需要自卑，如果实在觉得有碍美观，影响性感，只要做隆胸手术就可以了。切记，手术要到正规医院进行。

对于那些从青春期开始乳房就很小，只在怀孕期才暂时变丰满的情况，还有乳房本来还算丰满，但在哺乳或明显消瘦后变小的情况，想让乳房变大唯一有效的解决办法就是假乳植入手术，但假乳护理起来不比自身乳房难。

手术要在全麻下进行，要在一段时间里避免假乳受到阳光直射，不要参加体育运动以及剧烈活动，最好平躺在床上休息。

133

"疯长"的乳房 —— 巨乳症

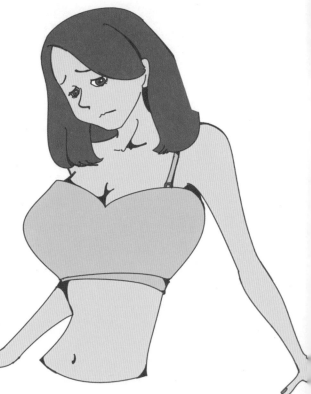

如果说胸前平平是一件让人很失落的事，那么，波澜壮阔的盛景也很恼人。试想，如果你的双乳重达十几千克，都要耷拉到肚脐了，还有美感吗？别惊讶，患上巨乳症，就真有这样的乳房！

巨乳症多发于哺乳期过后的女性，也有部分处于青春期的女性会遭遇。概括说来，这是一种乳房的异常发育，可能是由于自身的激素水平不正常或吃了含有激素的食物导致的。同小乳症一样，它不会造成性命之忧，只是身材比例略不协调，如果严重影响了工作和生活，可以选择手术治疗。

一大一小，乳房不对称

通常乳房一大一小是正常的，因为同一个女性的乳房，两侧基本都会有差异。所以只要没有什么不适，可以不用太担心。

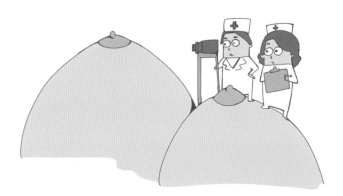

乳房不对称五大原因

先天发育

乳房发育主要是靠乳房中的"乳芽"，这个东西对女性体内的雌激素非常敏感，当一侧乳房乳芽敏感性较强，就会先发育，而且长得较快；而敏感性差的那边乳房发育也就会慢一些，从而，导致乳房不对称。或者是青春期激素的变化，让两侧乳房受的刺激不一样，所以不对称。

总之这种情况不会影响结婚、生育，而且随着后面的发育，两侧乳房会渐渐对称。

② 后天哺乳

在哺乳的时候，妈妈更习惯朝某一侧方向抱着宝宝喂乳，让两侧乳房授乳机会不均等，喂乳多的那一侧在断乳后，更容易萎缩退化、变小。

这种情况一般不会影响生活。如果想要矫正，就对较小的乳房进行胸肌锻炼和按摩。而且还没有哺乳的女性，看了本书就要注意两边乳房交替喂奶，避免"大小"乳的产生。

③ 乳房肿块

乳房肿块是乳房内部组织生长所造成的。任何年龄女性都可能患上乳房肿块，但通常绝经后会消失。绝大多数的乳房肿块都是良性的，比如乳腺囊肿、乳腺纤维囊肿等，很常见，也不危险。当然了，如果感到乳房长期疼痛或者疼痛加重，就一定要去医院诊断一下。

另外，纤维性瘤可以造成青春期及30岁以下女性的乳房肿块。纤维性瘤是一种良性的乳房肿瘤，它会影响到乳房的形状和大小，如果它们无法自行收缩的话，可以选择手术切除。

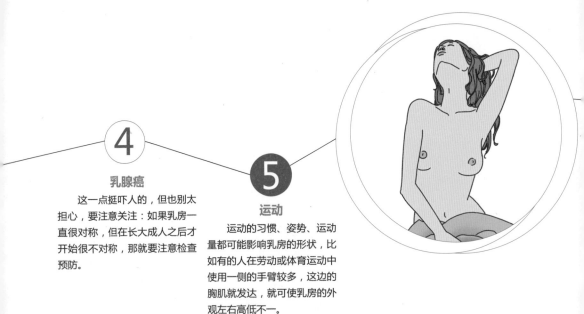

4

乳腺癌

这一点挺吓人的，但也别太担心，要注意关注：如果乳房一直很对称，但在长大成人之后才开始很不对称，那就要注意检查预防。

5

运动

运动的习惯、姿势、运动量都可能影响乳房的形状，比如有的人在劳动或体育运动中使用一侧的手臂较多，这边的胸肌就发达，就可使乳房的外观左右高低不一。

挽救乳房不对称

上面已经提到了胸肌锻炼会影响乳房形状，除此之外，如果是先天性乳房不对称，那就还可以用后天哺乳来挽救：

多用大乳房喂孩子，可以促使大乳房变小。这也是有原因的：女人一生中有两次乳房发育期，一次是青春期，另一次就是哺乳期，如果错过了第一次的发育，就到第二次里去寻求补救。至于病理性不对称，当然是积极治疗相关疾病。

妙招保乳房健康

    既然招来乳房疾病的那么多秘密都被我们窥破了，要保护乳房健康就要从方方面面着手。

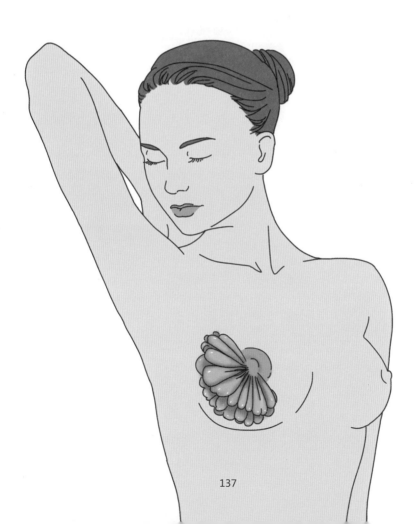

乳房健康从生活做起

1. 多做运动

这是有研究支持的，每次坚持锻炼半个小时，每周至少保证4次，这样的体能锻炼能保持能量均衡，促进新陈代谢和胰岛素调控，有助于降低癌细胞的产生和扩散。同时，锻炼还能控制体重，促进骨骼发育和关节活动，这么一举多得何乐而不为呢？

尤其女性到了绝经期，更应该多做运动，预防乳腺癌，比如网球、健美操、野外自行车、跳舞等，嫌麻烦爬楼梯、做家务也是不错的选择啊，或者每天步行1小时以上。

2. 均衡健康体重

身体肥胖的年轻女性患乳腺癌概率更高。因为，脂肪含量可以影响雌激素水平，脂肪细胞过多雌性激素相对更高，这会加速不良乳腺细胞的生长。处于绝经前的女性或者有雌性激素生长受体的乳腺癌患者，一旦体内脂肪含量过高，癌细胞就会加快扩散。

但是太消瘦也不行哦，因为这样会导致乳房发育不良，而且身体过瘦，体内"性激素失效球蛋白"的含量就愈高，这种蛋白能让雌性激素失效，结果就降低了生育力。不当减肥的暴瘦则会造成排卵停止或者明显的闭经。

3. 保持好心情

你知道吗？好心情可以预防乳腺增生。由身心负能量、压力、人际交往引起的坏情绪是个黑心的红皇后，一旦缠上你，就会破坏卵巢的激素水平，影响正常排卵，刺激乳腺出现增生。但好心情就像《爱丽丝梦游仙境》里善良的白皇后，会把万恶的红皇后挡在健康门外，保护卵巢和雌激素水平正常，让你的肝经通畅。

长时间过重的心理压力也会影响健康，不利于应对癌症，不能刺激促进人体免疫系统的特定基因。

4. 规律睡眠

女星伊能静说："会睡的女人美到老。"懂得睡眠的女性，内分泌平衡，体内各种激素协作起来，可以共同阻击乳房疾病的发生。睡眠时间至少保证6小时以上，如果睡前来一杯红酒，就更好了。

5. 和谐性生活

长期和谐的性生活能够让乳腺组织得到良好的锻炼。性生活中激发分泌的雌激素，也可以很好地完成丰胸的工作，大大减少乳腺增生的机会。此外，性高潮加速了血液循环，也能使乳房避免因为气血不畅而出现增生。

6. 孕育宝宝

白领女性尽量不要因为工作而错过生宝宝的时间，怀孕、分娩、哺乳对女性的乳腺健康很有好处。在适龄期生育宝宝，也有利于防止乳腺癌的发生。

7. 哺乳时间充分

处于哺乳期的女性，应该给予宝宝充足的哺乳时间。哺乳期一般不少于8个月。充分的哺乳能有效保护和修复乳腺，也能使乳腺充分发育。哺乳期不足8个月，因乳汁淤积而引发乳腺炎的概率会增加，还会诱发乳腺增生。

8. 给乳房放假

女性为了保持完美的形体曲线，常常会用各种各样的文胸，蕾丝、钢丝、前扣、后扣、水袋等来束缚乳房……这些对乳房都有严重的压迫作用。欧洲学者研究发现，每天佩戴文胸10小时以上的女性，患乳腺疾病的概率会大大增加。因此，私下里不妨给乳房"放假"，还它一个健康自由的空间。

9. 爱抚你的乳房

常轻轻地抚摸乳房，由内而外画圆推开，让乳房及附近的淋巴结保持畅通，把它当情人一样去关爱。定期为乳房做体检，如果有硬块，可以涂一些按摩油或刮痧膏，用手指指腹慢慢按摩，推开块状物，畅通阻塞的结节，把坏征兆扼杀在摇篮中。

10. 多吃纤维食物

蜂胶、蜂王浆、花粉、巧克力等都含有激素，如果没有医生特别叮嘱，尽量别去碰。尤其是更年期女性，过度使用含有激素的产品，会导致内分泌紊乱。

清淡的蔬菜、豆类以及富含纤维类的食物才应该是女人的首选，比如生菜，因为含有酶和大量的矿物质，能快速转化体质、去酸碱化；再例如绿色花椰菜、莴苣、青椒等抗氧化食物，可以防止自由基的产生，这些都有助于降低患乳腺癌的概率。值得注意的是，过多脂肪积存在乳房，过多摄入油脂高的食物都可能产生不良影响。

至于乳腺癌术后的患者，食用大量果蔬后，可以将复发风险降低31%。已经过了绝经期的女性如果以果蔬为主，其复发风险会降低47%。看到这么明显的对比，还不赶紧把购物篮里的高脂食品、油炸糕点换成新鲜果蔬！对了，还有海带。

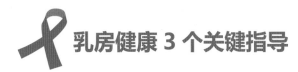 乳房健康 3 个关键指导

来点按摩

一个是明星们也推荐的喷头刺激：洗澡时借用莲蓬头的水力对胸部进行按摩，一般用温水，夏天可以冷热交替，每次至少冲洗几分钟，刺激胸部组织血液循环。这样不仅能保持清洁，还能增加乳房的柔韧性，预防下垂，让胸前的曲线傲娇起来。

还有就是临睡前按摩：从乳房中心位置画圈向上按摩到锁骨位置,然后再把范围扩大到乳房周围继续做螺旋状按摩。每个动作重复10次，直到胸部感觉隐约发热为止。

还有一个习惯是用手心全面接触乳房外侧，然后集中用力由外往内轻揉。在按摩乳房的同时还能检查乳房有没有异样。

做做"小动作"

扩胸运动就随时能做，或者可以来点儿花样玩法：比如左右手各加1瓶矿泉水；站着坐着，都可以用双手抱住脑后，绷一段时间或者旋转身体90°。

另外就是反扣下蹲，站在书桌、餐桌、橱柜随便一个什么跟你身高合适的物件旁，反手扣在物件的边沿，做下蹲、起立，每天可以做30次。这个小技巧能帮助消减讨厌的副乳。

还有就是源于瑜伽的方法，来矫正胸部外扩：双手合十，让两个手肘在同一个水平线上，然后左右两只手互推或者左右旋转身体。

七式瑜伽

有一项研究说，乳腺癌患者在接受放射治疗期间练习瑜珈，能帮助恢复身体功能和健康状况。而下面这7个瑜伽体式，不仅有助于乳腺患者康复，而且能预防乳腺癌，缓解疲劳，提高睡眠质量。

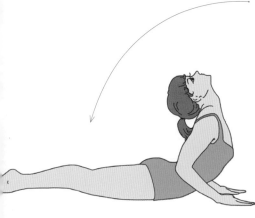

蛇式

❶ 俯卧，前额贴地，两臂在体侧，掌心向下，双脚双腿放松并拢。

❷ 双手放胸前地面，手指向前。收缩臀部和大腿。

❸ 彻底地呼气，吸气时慢慢地抬起头、胸，脊柱一节节地抬起。先借助背部的力量而不是臂力做抬起的动作，然后才双手下压继续抬高，抬到舒适的高度就可以了，肘关节可以稍微弯曲。

这个过程中肚脐尽量接近地面。目视前方，或仰头向上看，自然地呼吸。保持10～30秒。

❹ 呼气时，依次缓缓放下腹、胸、前额，脊柱一节节地回到地面。最后前额贴地，重复1～2次。

❺ 两臂回到体侧，掌心向上，头部转到一侧，放松。

弓式

❶ 从俯卧的姿势开始，弯曲两膝，双脚朝臀部。

❷ 双臂向后，两只手各抓一只脚踝。

❸ 呼气，抓紧脚踝，把胸腔、膝关节和大腿抬离地面。

❹ 两脚、两膝略分开。

❺ 紧握住脚踝并利用双腿和双臂之间的拮抗力把双腿和胸腔往更高处抬升。

❻ 抬头向上。

❼ 用下腹部来支撑身体。

❽ 呼气，松开脚踝，放下躯干和双腿回到地上。

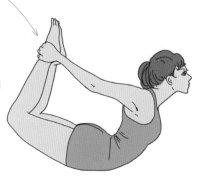

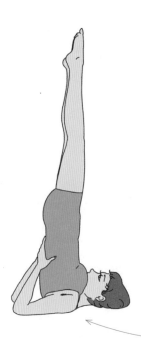

肩倒立

1 躺下，肩部放在毯子上，头贴地。

2 双臂伸直放在身体两侧，肘关节伸直，手伸展向脚的方向，手掌向上。

3 转动肩峰向后向下，双肩远离头部。

4 屈膝到胸前。

5 双手下压，将双腿摆动到头上方。

6 抬起臀部和躯干，使之垂直向上，胸腔接触下巴。双手掌支撑背部，上臂下压。

7 臀部向上抬高，伸直双腿。

8 开始时在这个姿势中保持1分钟，均匀呼吸。之后，逐渐把保持时间增至3~5分钟。

9 呼气，松开双手，躯干逐渐向地面下滑。

站立前屈式

1 以山式站立，双手置于两胯。呼气，从髋关节（而不是从腰部）向前屈身。当你的上身前屈向下时，请保持从耻骨及腹股沟到胸骨间的距离。保持躯干伸展，能更好地达到理想的位置。

2 如果可能，请保持膝盖伸直。将你的手掌或指尖置于你脚的前方或两侧。也可将手掌握于脚踝的后侧。

如果做起来有难度，也可将两手抱住对侧的肘关节。脚跟要踩紧地面，略收拢大腿上端的肌肉向内。

3 进入到姿势后，每次吸气时都略微抬起并伸展上身；每次呼气时都更好地向前屈伸。但身体在呼吸时，要几乎感觉不到摆动。由两个肩胛骨中间开始伸展颈部直到头部。

4 这个姿势通常被用作修整姿势，被用于练习站、立姿势之间，可以保持此姿势30~60秒。也可以单独练习。

5 不要以滚动脊椎的方式抬起。而应先将双手放回胯部，确保上身维持长度；然后收紧尾骨向下并向前，吸气，抬起保持伸展的上身。

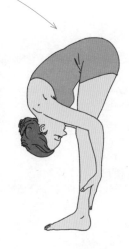

骆驼式

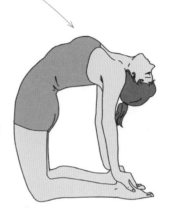

1 跪立在垫子上，双膝和双脚分开与髋部同宽。
2 小腿胫骨要相互平行，脚趾正直指向后。
3 双手掌放在臀上。
4 保持大腿垂直于地板，延展并提起整个躯干前侧向上。
5 臀部内收。
6 内收肩胛骨之间的脊柱。
7 呼气，保持胸腔充分上提，弯曲躯干向后。
8 放手向后去触摸脚跟。
9 用手支撑，更进一步上提胸腔，同时以内收肩胛骨的方式使胸腔更进一步上提。
10 保持颈部的长度，头向后，眼睛向后看。
11 抬起头，通过双手回到腰部带动躯干回到跪立姿势。
12 回到双膝并拢，双脚外展，臀部端坐的英雄式。

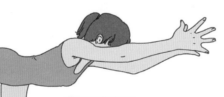

战士三式

1 进入战士1式，呼气，躯干和手臂在右腿上方向前伸展。
2 向手臂的方向移动躯干，伸直右腿并提起左腿向上，直到与地板平行。
3 向前伸直手臂和躯干，同时向后伸直左腿，右腿也伸直并垂直于地板。
4 整个身体、手臂、躯干和左腿平行于地板，平衡于垂直的右腿。
5 弯曲右膝，左脚落地，提起躯干向上，回到战士1式。
6 伸直右腿并返回垂直站立不动的山式。
7 练习另一侧。

鱼式

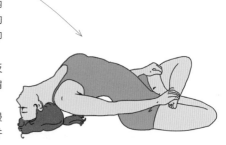

❶ 仰卧，两腿伸直并拢平放在地上。两手臂伸直贴近身体两侧，然后将下巴靠近锁骨并让后脑勺离开地面，眼睛看自己的脚趾。此时用两肘撑地使背部离地，然后抬高下巴让头部后仰并让头顶靠地。

❷ 保持你的两手及肘关节靠近身体并紧贴地面。上半身呈反弓型。头顶靠地，脸部朝后。挺起胸部，两肩打开向两侧，肩胛骨夹紧。

❸ 保持此姿势用鼻子做缓慢的深呼吸停留15~30秒。然后慢慢放平身体，回到最初的仰卧姿势。然后弯曲两膝抬至胸前并用手臂抱紧使脊椎得以恢复。

休息：挺卧式

❶ 屈膝坐在垫子上或者毯子中央，双脚平放在地上。

❷ 身体向后落在弯曲的双肘上，然后小心地将躯干平直躺落到地面上。

❸ 依次伸直双腿。

❹ 双腿、双脚并拢。

❺ 释放双腿上的所有紧收感，双脚自然地向两侧沉落。

❻ 伸展的双臂放在身体两侧，和身体成60°角。

❼ 转动大臂、肘部和手腕，使手掌朝着天花板，双手放在中指关节。

❽ 确保头部重量在后脑的中央。如果头仰向后，就在头下垫上一床折叠的毯子。

❾ 仔细地将躯干和四肢均衡地放好后，上眼睑沉落到下眼睑上，眼球放松，陷入眼眶内，放松任何可能存在于面部、眼睛、脸颊和嘴唇周围的紧张。

❿ 放松喉咙和舌头。

⓫ 放松身体的所有肌肉，任何部位的肌肉都不要紧绷。让身体松弛，感觉身体像是完全坠落到地上。

⓬ 为了不被自己的心理活动所干扰，专注于呼吸，让呼吸逐渐变得柔和均匀。保持5~10分钟；

⓭ 缓慢地结束挺尸式，睁开眼睛，屈双膝，身体转到右侧然后起来，但不要起身过猛。

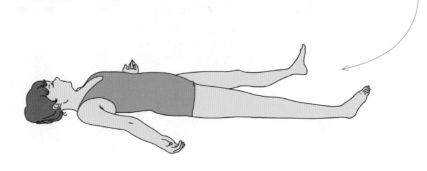

作为男人，该为姑娘预防乳腺病做点什么

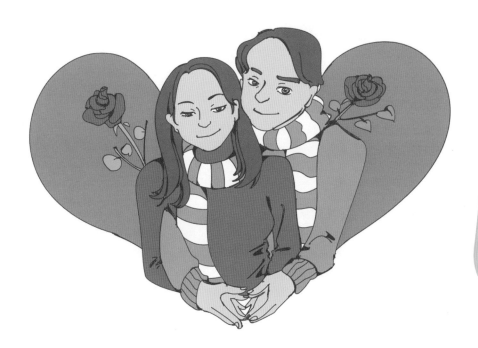

　　常言说女人如花，男人是护花使者，这一点在共同预防女性乳房疾病上，也成立。

　　比如帮忙准备爱心豆浆，补充植物雌激素；在每个月"不可说"的那几天，尽量顺着宠着，别让女性积压坏情绪，招惹乳腺癌；两人时不时多调剂一下，一起做做运动、规范蔬果等多样化饮食，过笑口常开的生活；还有性生活尽量正常、规律、和谐；另外就是一些可能帮得上的按摩。

预防乳腺癌神器：爱抚乳房

（1）直推乳房：先用右手掌面在左侧乳房上部，即锁骨下方轻轻用力，均匀柔和地向下直推到乳房根部，再向上沿原路线推回，每侧乳房按摩20~50次，记住要温柔。

（2）侧推乳房：用左手掌根和掌面自胸正中部温柔着力，横向推按右侧乳房直至腋下，返回时用五指指面将乳房组织带回，每侧乳房推摩20~50次。

（3）使用与需要按摩的乳房相反方向的手掌，从下方往上推。10次左右就够了。

（4）从乳房的外侧向乳房内侧，避开乳晕画圆，也是10次左右。

乳房曲线美与乳头同样重要

（1）用手指的指尖压住乳晕的圆圈部位，将乳头轻轻拉出，反复5~6次。

（2）用手指水平地推，伸展乳晕部位，也是5~6次。

（3）从乳房下部开始，以打圈的手势，左右一同进行按摩，10次左右守护乳房曲线。

（4）从胸部上方开始到颈部，以向上托起肌肉的手势按摩。

方式独特的乳房健康按摩

乳房按摩，由男人或老公来帮忙当然会因亲密而没有尴尬，但也有这种很多人都不太知道的按摩方式哦：

这一按摩方式参考的是乳房在脚背上有对应的反射区。我们的脚板在中医里面有一个人体全息反射区，五脏六腑等各种身体上的疾病都能从脚治。乳房反射区对应的就是图中画圆圈的部分：

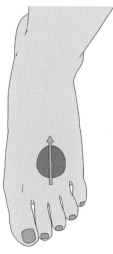

摁摸圆圈部位，如果感觉到有小颗粒或结节，而且有一点点痛，那就是乳腺增生了。需要按摩的方法：

照图中蓝色箭头所示的方向，从脚趾往脚脖子，轻轻推按这个部位，每天5~10分钟，坚持一段时间。直到推按这里，感觉皮下光滑，而且也不痛的时候，乳房问题就不严重了。

当然，上面提到的这些方法也可以作为女性自我爱护、关照的参考。

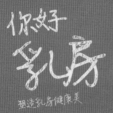

你好
乳房
塑造乳房健康美

乳房的哭泣：乳腺癌

乳腺癌犹如一个不露声色的恶魔，常常在人们最不在意的时候突然来袭，等意识到它的时候，往往为时已晚，轻者失去了乳房，重者祭出了生命。千万不要以为乳腺癌很遥远，这位"红颜克星"一直潜伏在暗处，当心别碰到！

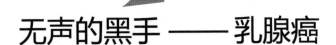

无声的黑手 —— 乳腺癌

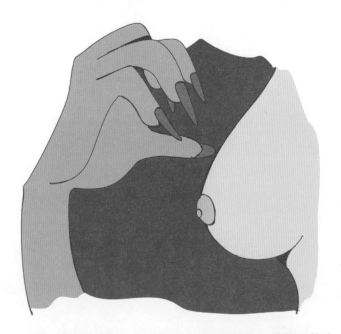

　　乳腺癌历年在"中国女性六大常见肿瘤"的地位不曾动摇，占比达到所有女性癌的15%，是30~59岁女性最常确诊癌症，45岁以下女性最常癌症死因。全世界每1分钟有人患宫颈癌，每1分钟有人死于乳腺癌。

　　乳腺癌就像藏在暗处的黑手，一直悄无声息地紧贴女性生活，趁其不备就疯狂肆虐地折磨着原本美丽动人的她们，让人生从彩色瞬间变黑白。这样一个残酷的疾病，是什么诱发了它呢？可能是先天埋下的基因，也可能是后天种下的恶果。

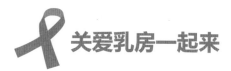

关爱乳房一起来

2013年，著名好莱坞女星安吉丽娜·朱莉因为天生携带一种有缺陷的基因，很容易与乳腺癌不期而遇，她为了降低自己患乳腺癌的风险，接受了双侧乳腺切除手术。术后，原本高达87%的乳腺癌发生率降低到5%。

这是世界前沿女性对乳腺癌的态度：及早预防、先发制人。而华人同胞对乳腺疾病也是有一定危机意识的，性别上女性关心程度多于男性。

关爱乳房几大事实

年龄层上，10~19岁人群或许因为学校教育引导，对乳腺癌的关注度比其他年龄层相对高一些；但20~29岁人群，或因重心在工作上，对乳腺癌的关注度最低；40岁以上人群，比如临近更年期女性因养生观念、防病经验等对乳腺癌也有较高的关注。

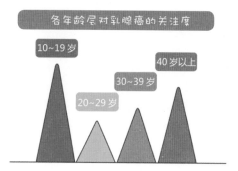

硕士及以上学历，因为受教育程度而深知乳腺癌危害，因此比本科及以下学历人群更密切关注。

人群集中在教育领域、医疗行业、广告传媒、学生等；地区上，如北上广等越发达城市关注度越高。

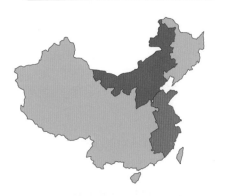

大城市更关注乳腺健康

另外，现在乳腺癌发病率随着年龄增长而越来越高，70岁左右是发病率高峰；但同时患病人群也越来越年轻化。中国如此，韩国更是"年轻的乳腺癌患者满眼都是"。

相比西欧，大多是50～60岁老龄患者的情况。韩国，20～40岁人群乳腺癌患者比例就超过60%：20岁3%，30岁17%，40岁以上人群占41.6%左右。

也就是说，同西欧相比，韩国乳腺癌患者年龄提前了15～20年。而恰恰乳腺癌早期发现然后进行治疗的话，存活率能达到90%以上。另外一些复发的，病情会在10年后转移或者呈现多样化危险情况。

因此看来定期检查、预防疾病、防止复发是多么的重要，不然就是"红颜早逝"的悲剧。这也正是韩国癌症中心倡导的：早诊断早发现早治疗。

乳腺癌最常发生的部位

通过对乳腺癌大量病例的调研发现，在乳腺的4个分区中，**外上象限（图中2的部位）**含有的乳腺组织最多，是乳腺癌最常发生的部位，概率达60%。所以在检查乳房时一定要注意这一区域，凡是外上象限的乳腺肿物一定不要轻易放过。乳晕下区是乳腺导管会聚部位，发生在这里的乳腺癌占总数的12%左右。发生在内上区的乳腺癌占12%，外下区

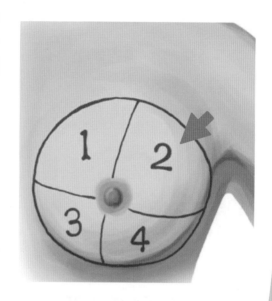

占10%，内下区占6%。也有全乳房都遍布癌细胞的情况，估计是从没关心过乳房的人才会到这个境地吧。

还有从组织学上考虑，湿疹样癌好发于乳晕和乳头部位；乳头状癌和腺癌的肿块常在乳晕区；硬癌、单纯癌和髓样癌，则常发生在乳腺的边缘部位。

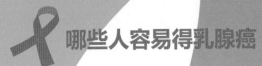

哪些人容易得乳腺癌

你容易得乳腺癌吗？
先来做份答卷吧

先来做个测试吧，下面所列的选项虽不是绝对的罹患乳腺癌的标准，但足以为先兆患者敲响警钟（选择"是"为1分，选择"否"为0分）。

☐ 在你的家族史里，是否有亲人（尤其是一级亲属，包括母亲、姐妹）罹患乳腺癌？

☐ 是否患过良性乳腺肿瘤，或者是否有多年不愈的乳腺增生病？

☐ 是否反复多次人工流产？

☐ 30岁还未婚，40岁才怀孕？

☐ 从未哺乳，或者哺乳期过长？

☐ 是否长期服用激素类药物或使用化妆品？

☐ 是否长期摄入高脂肪食物，长得也很胖？

☐ 是否长期接触放射性物品，如电脑、手机、复印机等？

☐ 是否经常感到抑郁，烦躁，爱生闷气？

☐ 是否营养过剩，在12岁以前月经初潮？或者雌激素过高，在55岁以后停经？

你容易得乳腺癌吗？
先来做份答卷吧

测试结果可以参考下面的评断：

得分0~3

目前的你处于健康状态，乳腺癌距离你还有一段距离。建议尽量保持良好的生活方式，防止乳腺癌找上门来。

得分4~6

你已濒临乳腺癌的危险区，是乳腺癌喜欢的类型。你需要定期做乳房自检，另外至少每半年去医院做一次体检。

得分8~10

真替你捏一把汗，乳腺癌最爱你这种类型的女性，赶快丢掉那些不好的习惯吧！远离二手烟，把那些高脂食物、激素药品化妆品统统扔掉；如果不想要宝宝，那就做好避孕措施，人流手术会伤害到你；当然，到了适龄期，还是建议你生一个可爱的宝宝，并且用母乳哺育，保持良好的心情……最后，建议你赶快到医院做检查！

怎样？你是处于哪个分数区间呢？如果你的回答是对上面所列的情况没有十分了解或在意，从而无法作出判断，比如不知道家族病史、没留心放射性物品、不了解哪些物品含有激素，那你就从现在开始留心并且引以为戒吧！接下来，我们就以每天的日常生活作为具体参考，这个必定是你十分熟悉的。

放任的生活，乳腺癌的温床！

看看下面这光鲜亮丽的每一天，是不是也有你的影子，如果是，请务必参考叮嘱，警惕乳腺癌。

泡杯咖啡代替早餐，觉得既省事又提神。

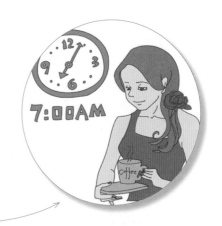

叮嘱▶还是先来杯温开水，把夜间流失的水分补回来吧，清淡早餐比咖啡更能打开你的胃，而且虽然没有明确报告表明咖啡会导致乳腺癌，但它与雌激素之间有一定关系。所以少点咖啡，降降患乳腺癌的风险吧，尤其是乳房纤维囊肿的朋友，豪饮咖啡会导致纤维囊肿变大。

到办公室开始忙碌的一天，因工作性质或者个人爱好，长期面对电脑，手不离键盘，心不离网络。

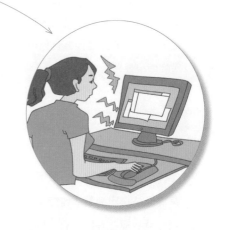

叮嘱▶现在的工作显然已经离不开这样的形式了，那就更要知道：电脑键盘堪称垃圾场，链球菌、金黄色葡萄球菌、烟曲霉菌等大量细菌在上面滋长，你的手又天天都是常和它们亲密接触之后，又去蹭蹭鼻子，抹抹嘴，结果不言而喻吧？况且还有长期的辐射，且不说你的眼睛、脸和皮肤能否经受住这无形的伤害？长期的辐射还会对人体循环系统、免疫、生殖和代谢有影响，加速癌细胞增殖。记得每隔段时间离开电子屏幕，去看看风景，能远离就尽量远离。

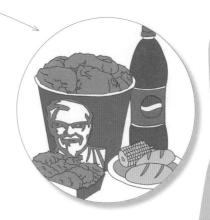

每天工作压力、人情世故真烦，精神不自觉会过度紧张或抑郁；中午就吃快餐吧，汉堡就不错，再加上这些油炸香辣小零食，够对付午餐了。

叮嘱▶汉堡、油炸这类高脂、高热量的食物会提高雌激素水平，自然会影响乳腺癌的发生。所以，请重新考虑你的饮食结构。

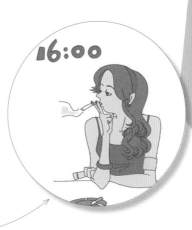

每到下午就没有精神战斗，来根香烟放松放松吧，既性感又惬意。

叮嘱▶吸烟慢慢成为一种女性时尚，但有这样一个研究结果：连续9年每天吸一包烟的女性，患乳腺癌的风险会提高59%，虽然吸烟对处于绝经期的女性影响会减小，但是风险仍然会提高50%。

终于下班，到了晚上放开约会的时间。必须紧致塑身，把包裹一整天的美丽释放。胸部有赘肉？挤一挤，为了漂亮，值！当然，这傲人美胸不是一步到位的，还好之前用了一些药物和激素产品来帮我。对了今晚要去聚餐，然后酒吧、KTV，又可以玩到两三点了。说不定high起来，还可以通宵……

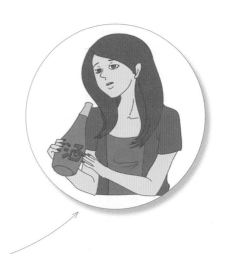

叮嘱 把胸部挤得紧紧的，你有问过你的乳房舒不舒服吗？不要到时它以另外一个状态出来，吓你一跳。还有每天玩得通宵达旦，这样不规律的生活，加上各种激素、乙醇，相信这五光十色的生活早已让你忽视了身体发出的抗议。

上面这样的生活让很多人艳羡，认为是现代的潮流时尚，但其实它就像钱钟书描述的"围城"一样：有人羡慕这种光鲜，也有深受这种生活所害的人正极力想摆脱，不想重复这虚无的浮华，而让自己患上"富癌"——乳腺癌。

其实，面对诱惑，只要稍加节制，一点点从不好的习惯中跳脱出来，提早留意身体的每个小细节，就能避免与病癌相遇。命运就在自己手中！

引起乳腺癌几大因素

综合上面的情况，下面的几大关键点极易招来乳腺癌：

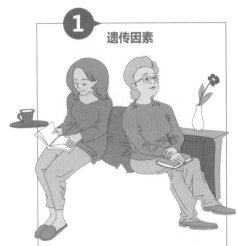

① 遗传因素

这一部分占极少数，但若母亲或姐妹有病史，发生率很高。

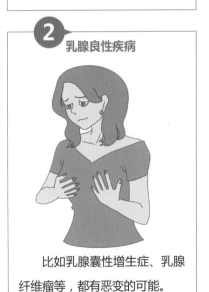

② 乳腺良性疾病

比如乳腺囊性增生症、乳腺纤维瘤等，都有恶变的可能。

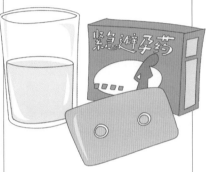

③ 雌激素因素

不论是初潮过早、绝经过晚，还是在第一次怀孕前常年口服避孕药，从未生过孩子或第一次怀孕高龄（35岁以上），绝经后长期使用激素替代疗法，这些雌激素的影响都会增加乳腺癌发病危险。

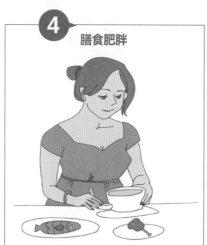

4 膳食肥胖

以肉食为主的比以素食为主的妇女发病率高。肥胖女性会让雌激素分泌过多或异常，相对提高罹患乳腺癌概率，绝经后更明显。

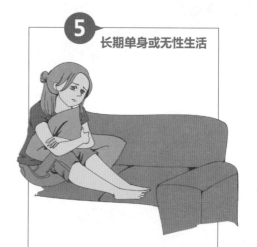

5 长期单身或无性生活

性高潮或高度兴奋会使人体释放足够的催产素和脱氢表雄酮，来保护女性乳房。特别是从未怀过孕的女性，适当的性爱能弥补没有生育带来的影响。

当怀孕撞上乳腺癌

乳腺癌的发生和晚育有一定关系，而现在乳腺癌发病人群越来越年轻化，现代晚婚晚育又比较普遍，所以乳腺癌撞上怀孕期的情况越来越多。

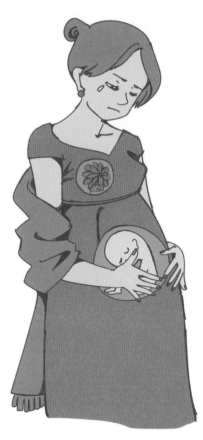

161

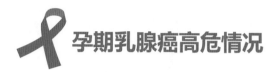

孕期乳腺癌高危情况

一直以来，怀孕期间因为乳房本身就会慢慢变大，所以一般很难察觉到肿块，即使察觉到也大多认为是增生、乳腺炎而忽略。

友情提醒，如果肿块硬度大，也在慢慢长大，而且还没到出奶的时候就溢液甚至溢血；哺乳期因为乳腺炎出现的乳房肿块，到结束哺乳都还不消失，还变大了，请赶紧拉响警报。

什么原因导致了孕期乳腺癌孽缘

怀孕期间为什么会招惹乳腺癌，很多人把"罪名"加在雌激素身上：因为怀孕头3个月，孕妇的雌激素水平会迅速飙升到普通水平的30~50倍，并且后期不断上升。乳腺癌又恰巧是一种对激素有反应的肿瘤，所以理所当然的猜测：过高的雌激素水平可能就是激发妊娠期乳腺癌的"元凶"！

然而事实并不是如此

雌激素是细胞生长所需要的外在激素，雌激素受体与雌激素特异结合后会把信号传输到乳房细胞内，从而促进细胞的增殖、分化、分裂。所以，对于乳腺癌来说，雌激素的增加是危险因素，但不是直接诱因。

人体的健康受多种激素综合平衡，怀孕期间除了雌激素增加，孕激素等多种激素也会增加啊，孕激素作为保护因素，能与雌激素对抗，平衡体内激素。

所以孕期乳腺癌并不是因为雌激素水平升高直接导致的，而是与体内整体激素水平有关。不过妊娠期乳腺癌，有了高雌激素水平刺激，会比其他时期发生的乳腺癌长得更快。

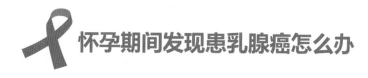

怀孕期间发现患乳腺癌怎么办

一件大喜，一件大悲，两件事撞在一起真磨人，甚至还要面临这样的抉择：孩子和妈妈的性命都珍贵，到底怎么取舍更理智？

一般说来，若在怀孕早期，比如头3个月证实得了乳腺癌，建议以流产方式终止怀孕，让孕妈争取时间动手术，并进行其他辅助疗法。

然而到了怀孕后期，一般是先分娩再治疗。

如果是在妊娠最后1个月才发现乳腺癌，可以先切除乳腺癌，等分娩之后再给新妈进行后续治疗。

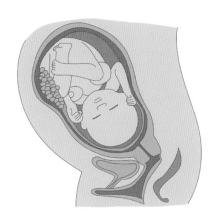

1 **化疗会不会危害宝宝健康**

为了保护宝宝，放射性治疗、内分泌治疗在整个妊娠期都不能使用。

化疗需要在妊娠3个月后才能使用，剂量上与常规化疗没有区别。

靶向治疗对胎儿的影响还不太清楚。

2 **怀孕会刺激乳腺癌复发吗？那还能生育吗**

也有在怀孕前就发现乳腺癌的情况，有的患者在经过治疗后，整个卵巢功能受影响会失去生育能力。有部分还具备生育能力，但怕怀孕会激发乳腺癌复发，所以不敢贸然孕育。

其实目前并没有怀孕刺激乳腺癌复发的说法，而且治疗后还具备生育能力说明病情不重，治疗效果比较好，所以还是可以生育的，只是要注意保障妈妈和胎儿的安全：

首先，月经要规律，各项身体功能能支持怀孕。

如果之前在接受内分泌治疗，应该在停止治疗半年以上，度过药物洗脱期再妊娠，不然很难怀上，还影响胎儿健康。

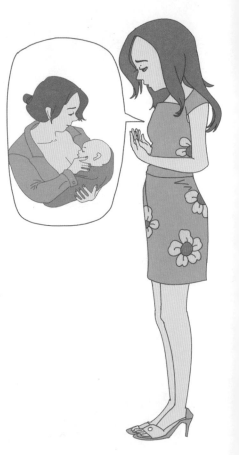

不同亚型的乳腺癌有不同的复发高峰，选择妊娠前应该请专业医生指导，尽量避免这个高峰期：Her-2阳性乳腺癌患者的复发高峰是在2年之内；ER或者PR强阳性患者的复发高峰是在5年以后，8~10年的时候复发率最高；三阴性乳腺癌的复发高峰是3~5年。

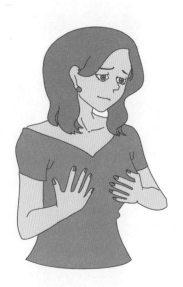

3 **怎么早预防早发现孕期乳腺癌**

怀孕时，乳房会经历很多正常的生理变化：变得肿胀与紧密，这无意间会成为发现乳房异常的"障眼法"，极易忽略患乳腺癌的可能性，手动自检更是很难摸到肿块。所以，怀孕前定期检查很有必要，尤其是第一次产检。

乳腺检查这么多，推荐最好做乳房B超：怀孕时乳腺腺体密集，钼靶检查阳性率低，很容易误诊为假阴性，而且还对宝宝有辐射；乳房B超对胎儿没有伤害；当B超没办法确诊时，考虑做磁共振。

关于乳腺癌不容忽视的要点

　　当新版《红楼梦》引起一波又一波的争议，你是否会想起"1987版黛玉"陈晓旭这位薄命的红颜已悄然逝去？

　　当听到有人以"你是最美的花朵，也是最长久的琥珀"来缅怀它的演唱者时，你是否会为姚贝娜惋惜，并决定为自己的乳房做些事情？

　　又或者，你会想到同样曾患有乳腺癌、但因发现及时、治疗得当而幸免于难的蔡琴、汪明荃，顿时心生万般感念。

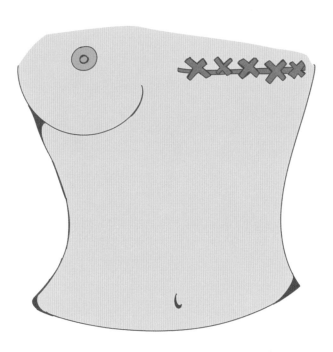

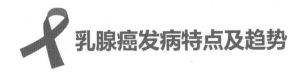

乳腺癌发病特点及趋势

癌症是最公平的恶魔，无论是大牌明星还是家庭主妇，如果不关爱自己的乳房健康，遭遇乳腺癌的概率都是平等的。现今乳腺癌已成为威胁女性健康和生命的头号杀手，当前我国乳腺癌就已呈现出 低龄化 、 高扩张 、 高复发 的特点。

年纪越小以及哺乳期的女性，发生转移的概率越大

以前，最容易患乳腺癌的是那些45岁左右的绝经期女性，但近年来，我国乳腺癌的发病越来越呈年轻化趋势，甚至有个别女孩十几岁就患上了乳腺癌！与此同时，还有一个更加残忍的事实：发病年龄越小，生存的希望也越小 —— 这似乎应了那句"红颜薄命"，一方面可能因为"红颜"雌激素过多，患乳腺癌的概率比别人高；另一方面也因为年轻人的新陈代谢比较快，癌细胞受到的刺激也更明显，因此，肿瘤在身体里的生长速度相对较快，发生转移的概率也比较高。

与此类似的是，哺乳期的女性机体也处于非常活跃的状态，发生转移的概率比较高，肿瘤生长的速度也比较快。那些潜藏在身体里的肿瘤，就像八爪鱼一样顺着淋巴蜿蜒，有的甚至会转移到肝脏，变成肝癌，快速终结生命；有的则向骨髓侵袭，使你的痛觉放大。

透支身体，更容易得乳腺癌

不要以为自己没有遗传史，乳房一直健康，就与乳腺癌无缘，然后肆无忌惮地熬夜工作，通宵唱歌，与烟酒为伴……透支的健康，总有一天，身体会要我们一点一点都还回去。平时不注意爱护自己和家人，等到有一天真的罹患乳腺癌，那就悔之晚矣。

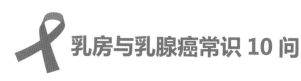

乳房与乳腺癌常识 10 问

癌症是怎么来的

我们每个人体内的细胞各司其职，也都有生老病死，并严格遵循着分裂、分化过程，但细胞里也会有"暗黑"体质的坏细胞，这些细胞可能是天生自带，也可能是化学物质、激素、紫外线等刺激，让坏掉的细胞无限复制，并进化成癌细胞，疯狂地抢夺所在组织营养，并向其他组织器官扩张"掠食"。

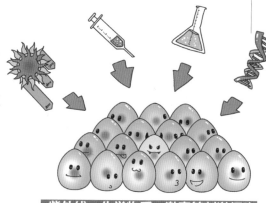

紫外线、化学物质、激素等刺激细胞

发育中的少女不用担心患乳腺癌

发育中的少女如果发现乳房有硬块，绝大多数是良性，如乳房纤维腺瘤或乳腺纤维囊肿，大可不必恐慌，如非需要也不用手术拿掉肿块，而且切记不能自行胡乱服用药物、青草药或健康食品，而是请专业医生诊疗，排除乳腺癌的可能。

在检查上，因为年轻女性乳房组织密度高，仅用乳房X光并不理想，大部分少女乳房硬块，用触诊和乳房超声波检查就可以诊断出来；少部分人需要再加上细针穿刺细胞学检查来辅助诊断。

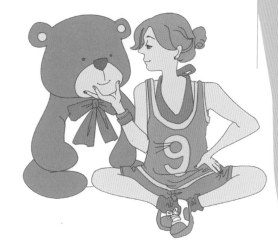

夜猫子真的会增加患癌概率

世界卫生组织癌症预防机构（国际癌症研究总署）在2007年12月正式把长期熬夜列为可能的致癌因子。

在晚上工作，因为暴露在日光灯下的时间比较长，所以会抑制一种在晚上产生的激素——褪黑激素：血液中褪黑激素减少时，乳腺癌或其他癌症的发生率会增高，所以患癌概率也增高了。

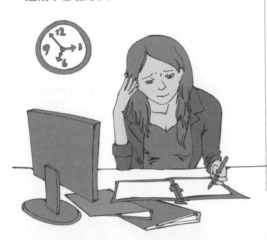

肥胖的女性更容易得乳腺癌

胸部丰满的女性分泌雌激素较多，会影响乳腺癌治疗；乳腺组织发达，触诊也不够敏锐，所以容易忽略乳腺癌的发生。但这并不是说乳房小的女性罹患乳腺癌的概率低。

不过哈佛大学用几年数据样本分析发现，身材瘦小但是拥有D罩杯以上的女性，更年期罹患乳腺癌的概率比身材较丰满、但是胸部不大的女性高。

而肥胖，会让血液循环里雌激素浓度增加，这样就给乳腺癌细胞繁殖、增生创造有利条件；胖，脂肪自然就多，这些大量的脂肪组织会分泌很多瘦体素，瘦体素可能直接而且持续地刺激周围乳腺组织，导致癌变可能；另外脂肪组织能增加芳香酶的活性，把雄激素转换成雌激素，导致乳腺癌或让原本小小的乳腺癌病灶变大。

哺育喂奶期间不会得乳腺癌

哺乳期间虽然乳房正在完成它的天职，但并不会因此就能完全杜绝乳腺癌。哺乳期乳房异常、肿块，还比较容易和乳腺炎、乳汁淤积及涨奶混淆而被忽略，所以哺乳期间每月的自检依然很有必要。

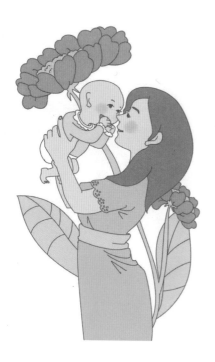

乙醇会影响乳腺癌吗

小酌怡情，但嗜酒不仅习惯不好，每天中等量以上的饮酒，还会增加得乳腺癌的风险：乙醇简直就像兴奋剂，能增加乳腺癌细胞里雌激素受体的反应性和灵活性，还能促进癌细胞的复制，增加癌细胞侵犯临近组织和转移的能力；乙醇也会影响其他生长因子的表现，间接促进癌细胞的侵犯和转移；不只乙醇，它的代谢物威力也不小，会增加人体里的自由基，导致乳管细胞基因突变，或者阻断细胞基因自我修复能力，增强癌变的可能性。

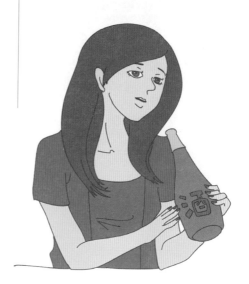

滥服抗生素，可能会引发乳腺癌

这一点目前只是研究推测：抗生素用得太多，可能让一些保护人体远离罹患癌症的营养素或正常菌消失，或改变肠道免疫力，增加患病的概率。

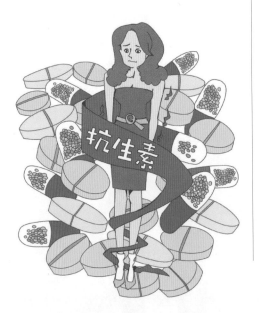

乳头异常分泌物，是乳腺癌征兆

发现内衣有血迹，而且越来越严重，这可能让人心惶惶，其实乳头有不正常分泌物一般都属于良性病变，其中大部分都是清澈透明，或是乳白、浅绿等颜色。至于原因，可能是纤维囊性疾病、妊娠哺乳、单纯性囊肿或是乳头附近乳管膨胀、发炎引起的，具体原因就要检查确定。

而分泌物像血一样，或内衣沾有血迹，则可能是乳管里长了良性乳突瘤，或者发生了癌变，这个要及时请医生确认。

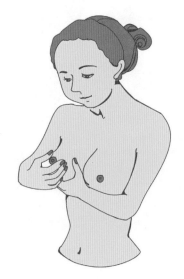

乳头长湿疹需要留心吗

乳头和穿戴的胸罩长期接触摩擦，皮肤对尼龙等化学合成原料衣服、香水、乳液过敏，不当的乳晕漂白霜等都可能让乳房长湿疹。

如果是接触的东西不对，只要避免过敏源就行了。但如果2周以上还没改善，可能怀疑是乳腺癌前期病变，应该及时就医。

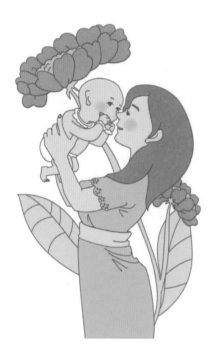

乳晕也长"青春痘"

乳晕周围那些米白色、米粒大鸡皮疙瘩似的"青春痘"其实是之前介绍过的乳晕腺。如果它的周围又红又肿还痛，像发炎了一样，去医院看看是不是乳腺堵塞了，还是其他原因。

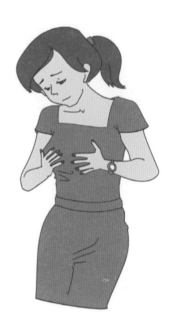

减少乳腺癌发病率 10 项措施

尽早生育

　　结婚较迟和婚姻持续时间短的女性，乳腺癌的发病率普遍较高。初产年龄大于30岁，将增加患乳腺癌的危险性。哺乳月数多，对乳腺癌的发生有预防作用。这些都是因为孕激素、泌乳素影响雌激素的原因。所以千万别向尼姑看齐，她们患乳腺癌最多。

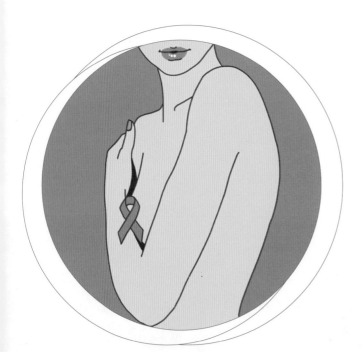

注意忌口

　　研究表明，乳腺癌发病率和人均年脂肪摄入量呈正比关系。肉类、煎蛋、黄油、奶酪、甜食、动物脂肪等食品会增加乳腺癌的发病率，而绿色蔬菜、水果、鲜鱼、低脂奶制品则可减少危险性。

禁烟限酒

　　吸烟的女性，患乳腺癌的概率是正常女性的2倍，而吸烟史超过10年的女性，患乳腺癌的概率是其他女性的3倍以上。女性嗜酒也会大大增加乳腺癌的发病率。

5

良好的心态

心情愉悦、避免情绪波动，有事别生闷气，别让你的情绪影响激素，有助于降低乳腺癌的危险。

6

和谐有规律的性生活

有规律的性生活能调整乳腺组织的生理结构，调整体内的激素水平。

4

坚持锻炼，良好睡眠

跑步、游泳、跳绳、骑自行车等，都能够降低乳腺癌的发病率。而良好的睡眠能养肝，肝好有助于女性气血，肝若不好手脚易凉，且不孕。

9

慎用激素

尤其是在更年期，衰老跟激素有很大关系，但切忌长期使用含有激素的化妆品，少食用含有激素的滋补品，慎用激素类药物。

7

定期体检、自检

90%乳腺疾病是在自我检查时发现的，有乳腺癌家族史者更要当心。

8

积极治疗乳腺良性疾病

非增生性病变，并不会增加乳腺癌的发病率，而增生性病变发生乳腺癌的相对危险性升高，尤其是伴有小叶或导管不典型增生更要注意。

10

避免不必要的放射线照射

因其他疾病使胸部接受过多放射线照射的妇女，发生乳腺癌的危险性要增加。

寻找乳腺癌的"蛛丝马迹"

　　亲爱的女性朋友们，千万不要再忽视自己的乳房了，乳腺癌随时都可能来到你我身边，并且最喜欢攻其不备。我们要多了解自己的身体，了解乳腺癌相关的常识，才能在抗争乳腺癌的这场战役中取胜。

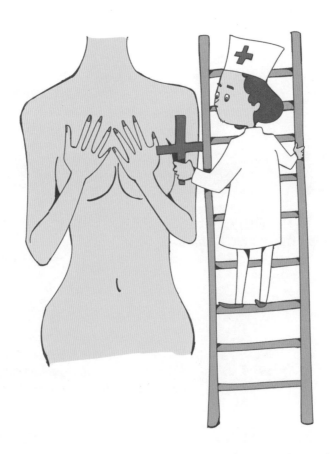

乳腺癌征兆是暴风前的宁静还是……

不要以为敌人每一次入侵都会提前拉响警报，有时候乳腺癌是一个悄无声息的恶魔，时常不给患者发送任何信号而出其不意地"袭击"。乳腺癌多数是在不知不觉中形成的，早期并没有明显的症状，很多女性都是在洗澡的时候无意间摸到乳房里面有肿块，到医院一检查，已经是乳腺癌中晚期了。幸运的人保住了生命，却失去了乳房，不幸的人不久之后便付出了生命的代价。医学界经过多年的研究以及在总结了大量经验教训的基础上发现乳腺癌也是有迹可循的。

发现有如下症状，请尽快就医

80%的乳腺癌患者以乳腺肿块为第一体征。乳腺的外上象限是乳腺癌的多发部位，初发时常常伴有单个、质硬、表面不光滑、边缘不规则、活动度差的硬性肿块，一般不痛，仅有少数隐痛或刺痛。可以通过触摸发现，它会以极快的速度扩散，"吃"掉乳房。

1 ➤ **乳头溢液** 非哺乳期乳房一般不分泌液体。但若从乳头里流出乳白色、淡黄色、棕色或血色、水样、浆液、脓性的液状物，特别是血性溢液，则可能发生乳腺肿瘤炎症、出血、坏死等病变。如果停止哺乳半年以上仍有乳汁流出，情况也是如此。

引起乳头溢液的原因很多，常见的有导管内乳头状瘤、乳腺增生、乳腺导管扩张症和乳腺癌。有的年轻女性处于非哺乳期，乳头可能会有乳汁样分泌物，这也可能是内分泌失调造成的。此外，乳房炎症也会造成脓性溢液，所以乳房溢液不一定都是乳腺癌，但单侧单孔的血性溢液最好检查确诊，若伴有乳腺肿块更应重视。据统计，单侧乳头溢液中，12%～25%是乳腺癌的表现。

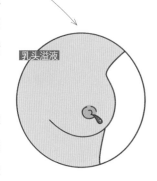

乳头溢液

2 **乳头改变** 在肿瘤侵犯乳头或乳晕下区时，多会出现乳头偏歪、回缩、凹陷等情况：肿瘤位于或接近乳头深部，可引起乳头回缩。肿瘤距乳头较远，乳腺内的大导管受到侵犯而短缩时，也可引起乳头回缩或抬高。

乳头回缩、固定、抬高、溢液是乳腺癌常有表现。溢出的液体是血性、浆液性、混合性。不过不只是乳腺癌才会出现乳头回缩，比如乳头湿疹样癌、乳头皮肤糜烂、破溃也会出现回缩，另外还伴有瘙痒、结痂、脱屑、灼痛等症状。

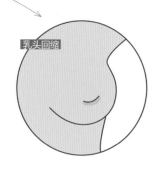

乳头回缩

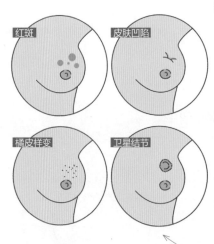

红斑　　皮肤凹陷

橘皮样变　　卫星结节

3 **局部皮肤改变** 肿瘤侵犯了连接乳腺皮肤和深层胸肌筋膜的乳房悬韧带，会让它缩短并失去弹性，这样韧带牵拉的乳腺皮肤就会凹陷，像小酒窝一样。而如果癌细胞阻塞了淋巴管，乳腺皮肤就会水肿，而且毛孔会明显出现许多小点状凹陷，像橘子皮一样，也就是橘皮样改变。这些都还算乳腺癌早期症状，到晚期，癌细胞沿淋巴管、腺管或纤维组织浸润到皮内并生长，在主癌灶周围的皮肤形成散状分布的质硬结节，即所谓"皮肤卫星结节"——名字虽美，情况不妙啊。

4 **淋巴结肿** 1/3的患者首先出现的症状为腋窝淋巴结肿大：初期可能出现同侧腋窝淋巴结肿大，肿大的淋巴结质硬、四散、可推动。随着病情发展，淋巴结逐渐融合，并与皮肤和周围组织粘连、固定。晚期可在锁骨上和对侧腋窝摸到转移的淋巴结。

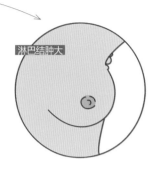

淋巴结肿大

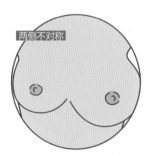

两侧不对称

5 **两侧乳房不对称** 由于肿瘤的存在或与胸壁粘连，该侧乳房可出现体积或形态的变化。

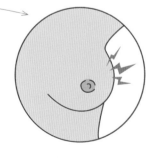

6 **乳房疼痛** 少数乳腺癌患者有乳房隐痛、刺痛、胀痛或钝痛等情况发生。

乳腺癌晚期表征

按理说，从晚期症状来发现乳腺癌，将面对的是为时略晚的棘手，但总好过不明不白就病入膏肓，听天由命。

1 晚期会红肿，烂掉，并向腋窝转移，向身体其他部位侵袭。

2 乳房皮肤开始变质，出现橘皮症。

3 乳房上会像长了一个坑。

4 乳房里挤出不正常分泌物，如果是淡淡透明的水是乳腺增生。如果出现脓是发炎，挤出奶则是垂体瘤；如果出现血水，那便是乳腺癌了，此时应该立刻去医院确诊。

瑞博士·知识便利贴

多数乳房疼痛没有大碍

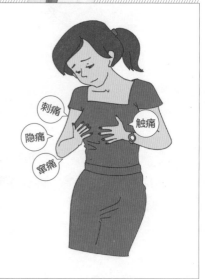

乳房疼痛是多数女性都会遇到的问题，尤其是知道了肿瘤也会导致疼痛以后，一疼起来就紧张得不得了。其实，大多数的乳房疼痛是没有大碍的，一般在青春期、经前期、孕期、产后、人流后、性生活后乳房都有一定程度的疼痛感。

如果疼痛的同时发现乳房内有肿块，则可以自己检查一下是否左右两边都有，是否对称，如果对称，多为普通性增生；若肿块在生理期前后有变化，也多无大碍，无须担心。

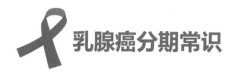

乳腺癌分期常识

　　虽然说癌症这个东西不论轻重缓急都是急，但至少说知道它的病情分期，就会更知道生命的贵重和珍惜。

乳腺癌分期

　　乳腺癌主要分零期、一期、二期、三期、四期5个阶段。上面的症状在几个时期里都各有表现。

1 零期：原位癌　最早期乳腺癌，癌细胞还在乳腺管基底层或者乳腺小叶里。

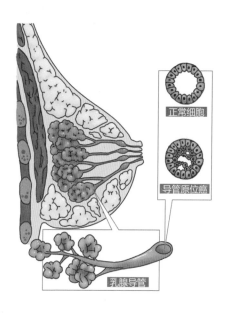

正常细胞

导管原位癌

乳腺导管

2 ━━ **一期：浸润癌** 出现小于2cm的肿瘤，所以仔细感觉能摸到小颗粒，腋下淋巴结还没有癌转移。

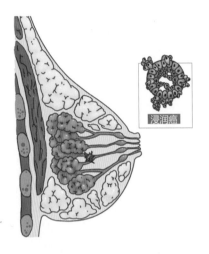

浸润癌

3 ━━ **二期：浸润癌** 肿瘤长大到2~5cm，或者肿瘤仍然小于2cm，但腋下淋巴结出现癌转移。

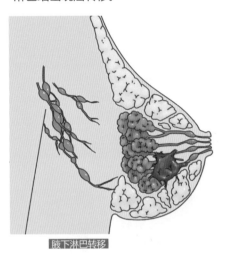

腋下淋巴转移

4 ▸ **三期：局部广泛性乳腺癌** 因为肿瘤大于5cm，仔细手检能明显感受到，而且腋下淋巴结有癌细胞转移或者直接侵犯到胸壁（不包括胸肌）、皮肤。这个时期会出现橘皮样改变等皮肤水肿、溃疡或同侧乳房皮肤卫星结节。

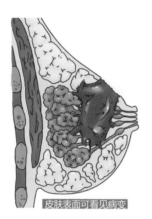

皮肤表面可看见病变

5 ▸ **四期：转移性乳腺癌** 已经出现远处器官转移，如肝、肺、骨等。

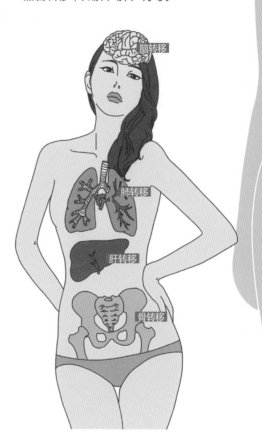

脑转移

肺转移

肝转移

骨转移

乳腺癌分期的作用

最明显的作用是明确肿瘤情况，包括大小、变化的速度、扩散的程度等，方便医生制定治疗方案。

而且依照分期，能比较可靠地评估患者复原或痊愈的概率，做好预后。

其他就是医学方面的一些探讨切磋，效果比较。

乳腺癌预后早知道

知道乳腺癌预后某种程度上能让患者更清楚自己的病情，积极配合治疗。乳腺癌预后主要从这几大方面来观察：淋巴结是否转移、癌症基因、肿瘤侵害范围、肿瘤类型和分化程度、激素受体情况、肿瘤的组织类别、细胞增生的速度等，尤其以淋巴结是否转移最重要。

1 肿瘤侵害范围 腋淋巴结移动：有没有移动直接表明癌细胞侵占了身体多少领地，没移动时预后好，有移动时预后差。移动数目越多预后越差。移动位置高，预后差。

肿瘤大小：在没有区域淋巴结移动和远处转移时，自然原发灶越大和局部浸润越严峻，预后越差。

远处移动：多于1年左右，病情不乐观，但上天总爱给积极生活的人以惊喜。

2 激素受体情况 一般来说，激素受体阳性的肿瘤分化比较好，不易发生内脏转移，对内分泌治疗敏感；而受体阴性的乳腺癌分化较差，容易发生内脏尤其是肝脏和脑转移，对内分泌治疗反应也差。

3 肿瘤类型和分化程度 ①肿瘤类型、分化程度、侵袭性以及患者对肿瘤的免疫能力都是影响预后的重要因素。②有些肿瘤恶性程度高，在生长迅速时可出现坏死，肿瘤坏死说明肿瘤的侵袭性强，预后差。

4 其他组织病理学性质 肿瘤淋巴管渗透和血管浸润统称肿瘤脉管浸润，这种"双管"齐下的情况预后不好。

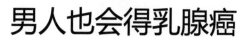

男人也会得乳腺癌

据统计，乳腺癌患者中，有1％的患者是男性！男性患乳腺癌占男性全部癌中的0.2%～1.5%，平均发病年龄比女性晚10年，高峰年龄为55～60岁，但近年来呈年轻化趋势。

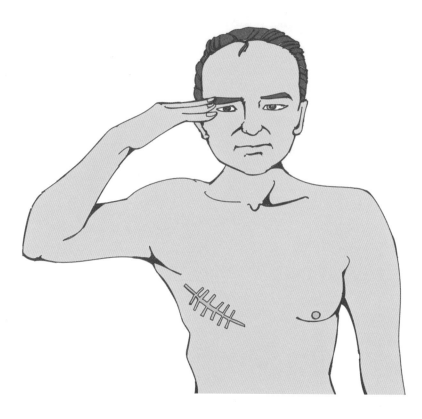

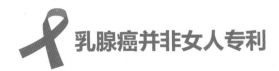

乳腺癌并非女人专利

男人患乳腺癌的原因

乳腺癌的病因通常和环境污染，如雌激素污染导致男性体内内分泌系统紊乱相关；此外，遗传也是一个很关键的因素；另外，酗酒也是男性乳腺癌的重要诱因：过量饮酒会伤害肝脏功能，导致雌性激素升高，诱发乳腺癌。

据统计，近年来男性乳腺癌发病率和死亡率都在增高，男性对乳腺癌的无知和疏忽是主要原因之一。

男性乳腺癌比女性乳腺癌更危险

男性乳房没有小叶及腺泡的发育，所以乳房比女性的要小，但是男性的乳腺组织也比较薄弱，一旦发生乳腺肿瘤，就很容易扩散，并快速蔓延到乳房的皮肤和肌肉组织，所以不少男性乳腺癌总是到了晚期才被发现，还因为病情进展快，错过最佳治疗时机。

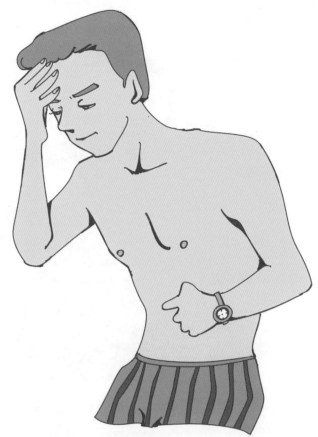

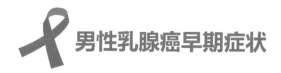

男性乳腺癌早期症状

1 **结块和肿胀**　男性乳腺癌的乳房内肿块常常集中在乳晕周围，最开始比较小，但生长速度快，质地较硬，边界不清，表面往往不光滑，活动度较差，经常因为不痛或没有不适而被忽视。

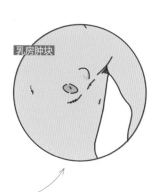

乳房肿块

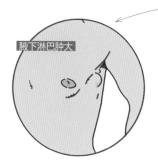

腋下淋巴肿大

2 **淋巴结肿大**　乳腺肿瘤最大的特点就是容易转移，所以如果发现腋下淋巴结长时间肿大要特别小心。

3 **胸部皮肤改变**　男性因为乳房结构简单，所以乳腺癌更易让胸部皮肤或胸肌粘连。

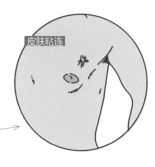

皮肤粘连

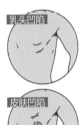

4 **乳房皮肤凹陷**　乳头不只内陷，偶尔还伴有乳头溢血。疼痛有时候会不很明显，但如果发现乳头出现回缩，还殃及皮肤，必须去医院检查。

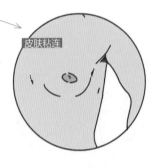

5 **乳房发育**　男性乳腺癌患者一侧或两侧乳房像女性一样发育、肥大，不仅有损男性形象，关键还跟乳腺癌有关：有时有乳汁样的分泌物，约90%男性乳腺癌患者单侧乳房肥大，双侧乳房肥大患者占10%。

　　这里提醒男性多注意乳腺健康。另外，多吃粗粮蔬菜，多运动，保持心情的舒畅有很好的预防作用。

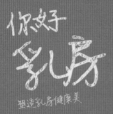

拯救乳房

任何人身体里长出一个癌要5~10年，不是一天两天，也不是一年两年，而是细胞一个变两个这样变化而来的。癌细胞慢慢生长的过程就是人们自救的最佳时机。

庆幸的是，乳腺癌几乎是人们唯一可以在病变早期自己就能发现的癌症，90%的乳腺癌患者都是其中的幸运儿。并且初发乳腺癌是最佳治疗期，治愈机会达九成。

《拯救乳房》中有句话很在理："我们何时遭遇灾难，是不受我们控制的；但如何走过灾难，却是我们一定能掌握的"。

"三指护胸" 为乳房投保

乳房作为女性外表的一个重要象征，它的作用不只在外表，这不言自明。对于这样一对重要伙伴，我们确保了它的健康，就是保证了我们的一项幸福。

那你为这项幸福投保了吗？

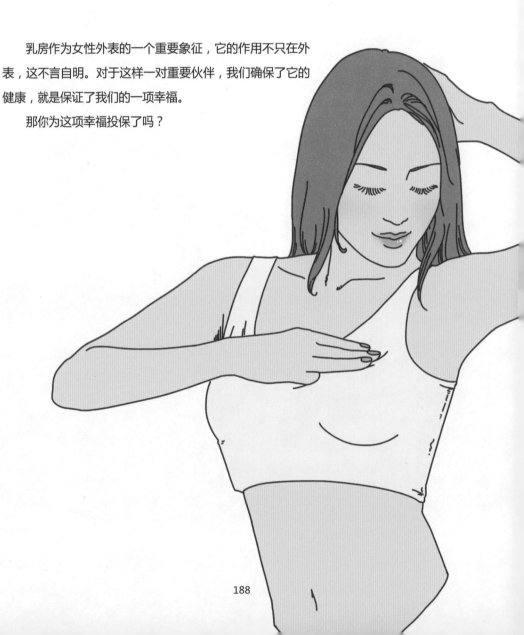

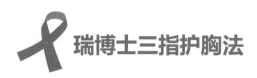

瑞博士三指护胸法

乳腺癌不像宫颈癌可以用疫苗预防，所以只能尽早发现越好。这里就有一份广泛推荐的早发现保单，先睹为快吧（表4）！

表4　三指护胸方法解说

投保人：	你自己	性别：	女
受益方：	你的乳房、你自己	投保方式：	三指护胸
具体方式			
时间：	每月月经干净后1周，每次花5分钟时间 绝经后也可以每月选个固定的日期自我检查		
方法：	**第一步：观察** 　　站在镜子前，观察乳腺。看看双乳大小、形状有没有异常，例如是否对称，乳头高度有没有变化，是不是出现了凹陷、肿胀、皮肤皱缩、酒窝征、皮肤脱屑及乳房轮廓外形异常变化等现象？乳头和乳房皮肤颜色正常吗		

续表

方法：

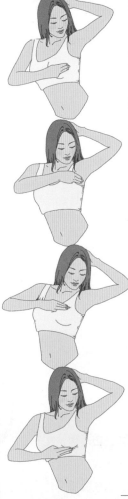

第二步：三指抚摸

　　将一只手放在脑后拉开胸大肌，另一只手的食指、中指、无名指一起压下，绕一下并感受乳房，在左乳房作顺时针或逆时针逐渐移动检查，从乳房外围起至少3圈，直至乳头，不要有遗漏

　　如果摸到一条一条的那是胸大肌或者是乳房的纤维是正常的

　　如果摸到类似黄豆的小颗粒那是小叶增生

　　如果摸到一个小圆球肿块，光滑的可以滑动，边界也很清楚并且能捏得起来，那是良性纤维瘤或是囊肿

　　但是如果摸到一个肿块，像八爪鱼一样的，不清不楚，又捏不起来又不能动，那可能就是肿瘤

　　接着要检查腋下淋巴结是否肿大，看是不是已经转移了。或者，两边锁骨下方，看是否有可动的淋巴结。用同样的方法，检查右侧乳房，尤其注意靠近腋下部分的检查更要仔细

　　当然也可以躺下，然后在肩膀下垫一个靠垫，让胸部扩张起来，更方便检查

第三步：轻轻挤压

　　最后，轻挤压乳头看是否排出液体等分泌物，若有非哺乳期乳液、脓，微黄色、浑浊的或血性溢液等任何异样，建议赶快到医院做详细检查，以免耽误了治疗时间

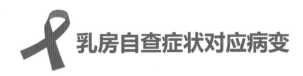

乳房自查症状对应病变

乳房自查症状对应病变见表5，乳房自查症状对应病变形成的原因见表6。

表5 乳房自查症状对应病变

症状1	症状2	症状3	对应疾病
乳房有肿块	触摸有痛感	乳头溢出浆液性分泌物	乳腺炎（见第118面）
		乳头流出混着脓液的分泌物	
		乳头流出混着血丝的分泌物	乳腺增生（见第103面）
	触摸没有痛感	乳头没有分泌物	乳腺纤维瘤（见第111面）
			乳腺纤维囊肿（见第95面）
		乳头有分泌物	乳管内乳头肿瘤（见第99面）
			乳腺癌（见第150面）

表6 乳房自查症状对应病变形成的原因

症状1	症状2	形成原因
乳房疼痛	月经前痛	激素分泌的影响（见第19面） 　　月经前乳房胀痛，触摸乳房会感到轻微的痛，是正常生理现象
	月经期间痛	乳腺增生（见第103面） 　　乳腺内生成的良性肿块，临近月经症状明显，但进入月经症状反而减轻。这和乳腺癌很不同
	有肿块按压着痛	乳腺炎（见第118面） 　　哺乳时，输乳管感染细菌引起炎症，乳房会红肿发硬，摸起来会有疼痛感
	哺乳期疼痛	

乳腺疾病的科技劲敌
——医学检测

一旦自我检查发现了异常，千万不要顾影自怜，仿佛摸到个肿块就觉得死亡近在眼前了。癌症不可怕，可怕的是自己不给自己希望。即便是一个行医多年的老医生，也不能仅凭触诊就确诊哪位患者得了乳腺癌，所以，还是去医院请医生做个专业的检查为妙。

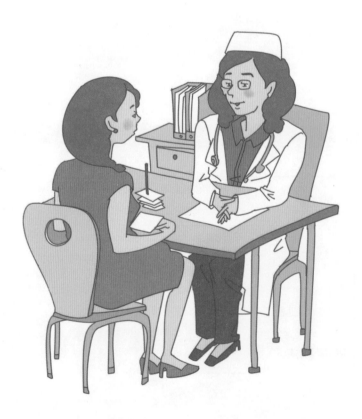

乳腺癌筛查利器 —— 钼靶 X 光摄影

目前，诊断乳腺疾病最简便、最直接的方法是乳腺钼靶X光摄影检查，也是临床最常见的乳腺癌辅助检查。它对钙化灶检出率高，能发现小于5mm的癌肿并且能定性判断肿瘤良、恶性。

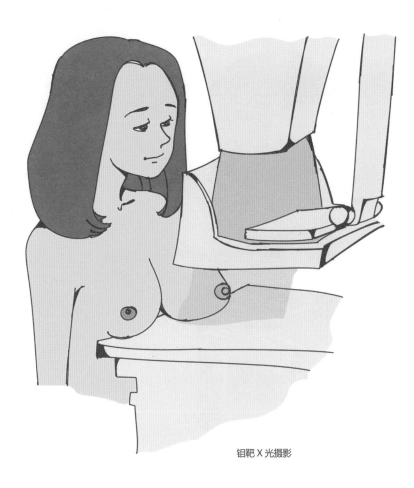

钼靶 X 光摄影

193

钼靶成像，捕捉乳房病灶踪影

　　钼靶机会发出软X射线，射线通过乳腺后投射在暗盒中的特殊X光片上进行感光，然后形成影像。乳腺结构中不同组织成分的密度不同，因此会在X片上形成不同的影像表现，医生可以通过这些具体的密度差别来对乳腺疾病进行诊断。

　　随着技术的进步，目前已经出现了一种新的钼靶技术——**3D钼靶**。它有望通过乳房断层X线摄像弥补传统的2D钼靶检查的不足，能更容易、更准确地发现病灶。拍摄钼靶前要放松心情，不要给自己太大的压力；拍摄时，个别人会感觉机器压迫，有不适感。那只是轻微的挤压而已，算不上疼痛，忍忍就过了！拍摄后，即便结果不如意，也别慌乱，仔细听医生解释。乳腺癌并非不能治愈的绝症，保持好心情将有助于乳房尽快恢复健康。

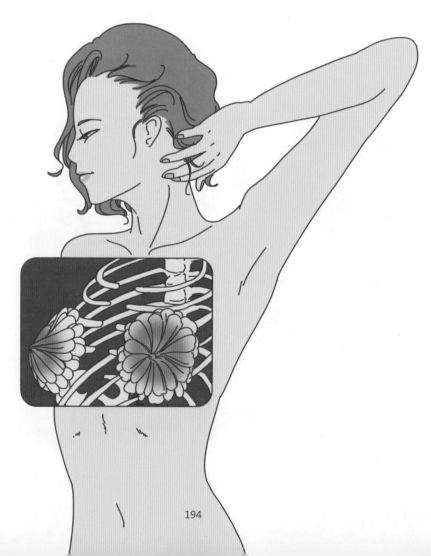

钼靶检查小细节

1 适合45岁以上没有症状或乳房松弛的女性。

2 常规的 X 线和 B 超检查是中老年女性早期诊断乳腺癌的重要手段。

3 检查无异常的情况下，一到两年一次就足够了。

4 一般情况，选择拍摄双侧乳腺的正面和内外侧位片，特殊情况下需要加拍局部。

5 因为要裸露上半身，所以不建议穿连衣裙，最好穿易脱的上衣。

6 腋下不要涂抹除臭剂、脂粉、护肤霜等。

7 检查时乳房会受到一点压迫，所以会略感不适，但检查完就好了。

8 检查当天不需要禁食，所以别饿着肚子去。

乳房 X 光摄影检查并不能 100% 发现乳腺癌

乳房摄影主要用来侦测乳房的钙化点或肿瘤，针对没有症状的零期乳腺癌。虽然它的准确度并非100%，有15%乳腺癌无法侦测到，但定期进行能降低20%~30%乳腺癌死亡率，是目前最有效的筛检工具。

做钼靶等 X 光检查，遭受的辐射会增加患乳腺癌概率吗

很多女性朋友都曾担心过这个问题吧，其实常规量的X光检查不至对乳房造成威胁，所以不用太担心。不过考虑到有 BRCA1或BRCA2突变基因的女性，对辐射比较敏感，加上年轻女性的乳腺功能很旺盛，对辐射敏感度更高。所以建议停经前女性，特别是30岁前，建议用乳房超声波检查。

乳房 X 光摄影照出的钙化点是什么

许多人看到钙化点会担心会不会变癌症？是不是不能吃钙片，以免加重病情？

其实，钙化点是乳房组织在细胞增生、凋亡过程中，那些有钙化物沉淀的细胞。这是一种正常的生理变化，但有时也可能是乳腺癌细胞所造成的。

良性钙化点与恶性钙化点在乳房摄影中会呈现不同的形态，所以需要影像诊断的专业医生判断：此种钙化点是否有可能是恶性肿瘤所造成的。

瑞博士·揭穿真相

做X光检查越年轻开始越好吗

有的女性很怕得乳腺癌，才30岁，就想及早开始做乳房X光检查。其实，我不建议这样做。因为年轻女性的乳房比较坚挺、结实，里面布满了腺体。X光检查的结果并不是很准确，而且X光会给身体带来小量的危害，所以不建议过早开始每年做X光检查。

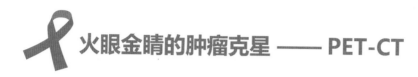 火眼金睛的肿瘤克星 —— PET-CT

PET-CT即正电子发射计算机断层显像，整合自PET与CT检查各自优势：

PET，灵敏、全身显像等优点十足，但成像不精准，要结合其他检查才更有参考价值。

CT，虽能定位病灶，但无法确定良、恶性，不易作为常规诊断方法。

结合后的PET-CT，能实现同步扫描，并让两项技术互相矫正，所以既能对疾病定性诊断，又能对病灶精确定位，曾被誉为"现代医学高科技之冠"。

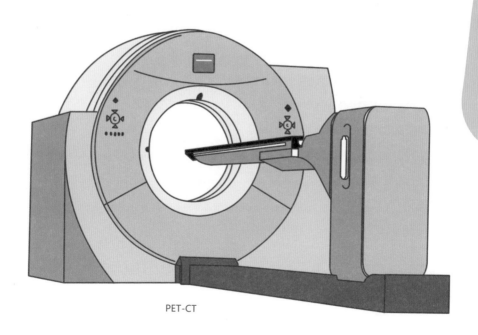

PET-CT

PET-CT 诊断原理

主要利用病变细胞需要代谢大量葡萄糖这个特点，让带有标记的葡萄糖参与人体代谢，并进行追踪。当葡萄糖被大量"吞噬"形成浓聚，PET-CT将会灵敏显示这个异常现象，从而定位病变详细位置和范围。作为显影剂的葡萄糖，目前为了扫除众人的辐射顾虑，有条件的会采用无辐射制剂。

PET-CT 诊断优势

目前，PET-CT技术最小能发现μm级别病变，提前1年以上揪出潜伏疾病，所以常用于肿瘤、心脑血管、神经等领域重大疾病的早期发现、诊断和治疗指导。具体说来：

1 对早期潜藏肿瘤精准检出率达90%以上，帮助有病早治、无病预防。

2 病变良、恶性甄别、分期，帮助建立最佳治疗方案。

3 准确定位病原灶及转移点，让疾病无处躲藏。

4 术后疗效检测：残留、复发可能，方便跟踪式管理。

PET-CT 适用人群

除了受现在快节奏的工作和生活压迫，怀疑身体可能出现病变的人群，有长期疾病史、肿瘤家族史、癌前病变、心脑血管疾病、神经系统疾病等的人群，都可以考虑PET-CT检查。

"太平公主"的检测方法 —— 乳腺彩超

乳房超声检查对于早期难以触及的乳腺癌敏感性差，而彩色超声 能弥补这一缺点。尤其对于那些乳房过小，钼靶机夹不住，又怀疑有肿瘤的情况，乳腺彩超能轻松完成检查任务：它可以清晰地显示乳腺肿瘤的内部结构以及肿瘤与周围组织的关系，可以说是敏锐的"第三只眼"，对35岁以下的妹妹来说是一种准确度高、简便、无创伤、最适宜选择的检测方法。胸小的妹妹，就再也不用担心没有办法做钼靶检查了。

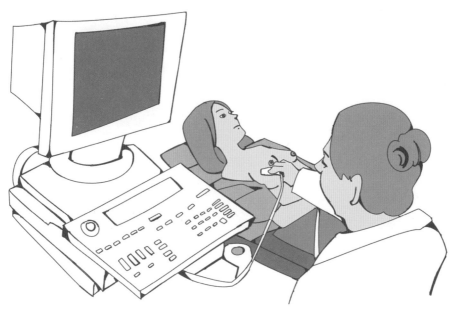

乳腺彩超检查

乳腺彩超检查小细节

① 因为要裸露上半身，所以不建议穿连衣裙，最好穿易脱的上衣。

② 腋下不要涂抹除臭剂、脂粉、护肤霜等。

③ 检查时乳房会受到一点压迫，所以会略感不适，但检查完就好了。

④ 检查当天不需要禁食，所以别饿着肚子去。

⑤ 检查没有辐射，对年轻、紧密型的乳房适用。

乳腺彩超的临床作用

① 确定乳房内有无肿块及其大小、位置。

② 确定肿块是囊性或实性。

③ 鉴别乳房肿块是良性或恶性。

④ 介入性超声应用：超声引导下穿刺细胞学和组织活检等。

⑤ 乳腺肿块的随访检查、术后检查、乳腺癌保守治疗效果观察。

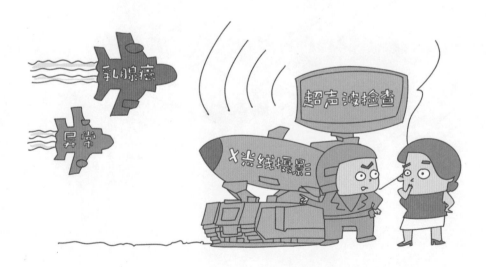

乳腺癌检查黄金搭档：超声波检查和乳房 X 光线摄影

乳腺彩超和钼靶检查各有所长，是公认的乳腺癌检测黄金搭档，已经被联合国卫生组织推广应用于全球范围内的普查。

超声检查没有放射线辐射担忧，咱们亚洲女性的乳房又大多是紧密型，用"乳房超声波"检查更易侦测到肿块。

绝大部分早期乳腺癌是从微小钙化开始的，但在早期病变肿块还未触摸到时，"乳房超声波"也不易侦测到，倒是"乳房X光摄影"能让显微钙化。所以这么互补的它们很适合"结伴而行"：

1 乳房 X光摄影与超声波影像结合使用，对早期乳腺癌的诊断能高达90%。

2 小于35岁的年轻女性，因为乳腺较发达，组织较紧密，脂肪含量也比较低，乳房X光摄影不易判定病情，高解析度的超声波恰好适合做解答工具。

3 随着年龄增长，乳腺逐渐退化，脂肪取而代之，这时候就比较适合用乳房X光摄影检测。

4 40~ 50岁的女性，可以同时采用两者进行检测。但任何病症诊断都要依照实际情况，所以还是请专业医生判断、指示，别胡乱地坚持两项都做。

瑞博士·特别忠告

最不靠谱的检查——乳腺红外检查

也有可能出现这种情况，自己检测之后拿捏不准，最后去了医院，想确认情况如何，如果医生给你开出的检查单是"乳腺红外检查"，你最好拒绝他！

曾有医生做过实验，乳腺红外检查对于甚至连肉眼也能分辨个八九分的乳腺癌晚期都能漏检，对于早期的乳腺癌就更难发现了。可见用它来进行乳腺癌的检测和确诊是不靠谱的。

当然，并不是说不能检测乳腺癌它就毫无用处了，对于普通的乳房异常，它还是能轻松地检测出来的，所以它仍然被广泛应用于一般的大规模体检中。

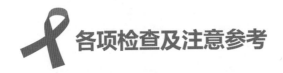

各项检查及注意参考

当然，每项检查都不是万能的，各有优势，也有各自适合的人群（表7）。

表7 乳腺各项检查及注意参考

诊查方法	注意
乳房触诊	乳腺癌基本的初步检查，无痛苦，无损伤；准确度依赖于经验
乳腺X线钼靶摄影	40 岁以上的女性，或者怀疑乳房有纤维囊肿肿块或钙化点的追踪检查 存在成像不精细、清晰的情况，常需结合其他检查才能诊断
立体定位 乳房微创切片检查	在乳房 X 光摄影检查发现可疑钙化点，但无法确定良恶性时，可用作辅助
乳管X光摄影	乳头有不正常分泌物，检查后多喝水，方便排出显影剂
乳腺超声（B超）	更适合 50 岁以下年轻女性，尤其是妊娠、哺乳期妇女、怀疑乳房有肿块的情况；经济、简便、无创伤、无痛苦；对鉴别囊性肿块有优势 能连贯、动态、立体观察病变，但细节分辨差，易误、漏诊，需与其他检查结合。乳腺彩超能一定程度弥补它细节敏感性差的缺点
粗针切片检查	当做了乳腺超声波发现可疑肿块或钙化点，但没法确定良、恶性时，可用这个检查辅助。因为检查过程中会加压 30 分钟左右，所以检查完成后建议冰敷 2 小时
细针穿刺检查	当做了乳房超声波发现可疑肿块，但没法确定良恶性时，可用这个检查辅助。另外，年轻及怀孕女性，因为乳房致密，所以比较适合这个检查。检查完成后将伤口加压到没有出血，就可以洗澡清理了
CT （电子计算机断层扫描）	能清晰乳腺癌病灶、显示解剖结构，提高诊断准确，但没办法确定良恶性，辐射比较大 更适合已经确定为乳腺癌的患者，进一步确定有无全身转移的检查 检查时去除身上的金属物或磁卡，以免影响检查；如果怀孕要及早告诉医生；检查后多喝水，方便排出显影剂
磁共振（MRI）	成像内容丰富，对于微小病变的分辨率比较高，但费时长，精细、敏感度不尽如人意 适合有乳腺癌家族史等的高危人群，或者曾注射硅胶隆胸的人群；B 超和钼靶检查阳性但不能定性的人群，与钼靶结合，基本能发现早期 95% 的乳腺癌 检查时去除身上的金属物或磁卡，以免影响检查

续表

诊查方法	注意
骨骼扫描	已经确诊为乳腺癌，进一步检查有没有全身性骨骼转移的情况 如果怀孕了要在检查前告诉医生；检查完后会携带少量辐射，所以 12 小时内不要接触孕妇和儿童；完成检查多喝水，排出显影剂
病理学检查	病理学检查是临床确诊乳腺癌的必备依据，主要用于乳腺钼靶 X 线摄影检查和 B 超检查可疑者。病理学检查包括病理学检查和组织病理学检查两种
PET （正子断层扫描）	能显示病灶病理，发现病灶，但成像不清晰 适合已确定乳腺癌情况下进一步确定有无全身性转移，或者有癌症家族史的高危人群 检查前需要禁食 6 小时，所以头一天就吃得饱饱的，但别碰辛辣食品；如果怀孕请提前告诉医生；检查后 12 小时内不要接触孕妇或 6 岁以下儿童

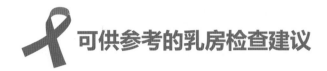

可供参考的乳房检查建议

不同年龄女性的乳房检查须知（表8）。

表8 不同年龄女性乳房检查须知

年龄	检查项目	检查时间	注意事项
20~30岁	乳房自我检查	每月月经来的第一天算起5~7天中选1天做自我检查	
	问诊、视诊、出诊等外科理学检查（必要时做乳房超声波检查）	每年1次	
30~40岁	乳房自我检查	每月月经来的第一天算起5~7天中选一天做自我检查	
	乳房外壳理学检查（必要时做乳房超声波检查）	每两年1次	
40~45岁	乳房自我检查	每月月经来的第一天算起5~7天中选1天做自我检查	
	乳房X光摄影检查	每两年1次	每年间隔做，两者交替
	乳房超声波检查	每两年1次	
45岁以上	乳房自我检查	若已停经，则每月固定1天即可	必要时加做乳房超声波检查
	乳房X光摄影检查	每一年或两年1次（二等亲属有乳腺癌病史，那本人40岁后应当进行检查）	父母辈有乳腺癌病史的，要提前到40岁检查

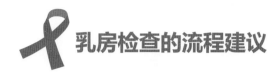

乳房检查的流程建议

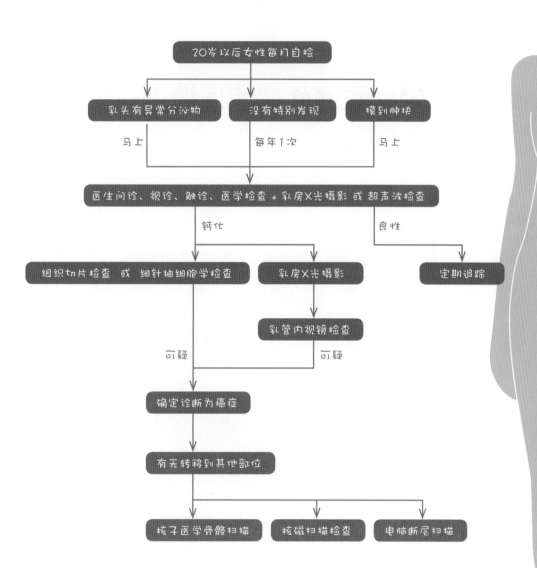

轻松看懂乳房病理报告

排了一上午的队终于做完检查，拿到报告，但报告上那一溜溜的英文字母、加号减号到底是怎样的天文表达。看不懂吧？不着急我们一步步来学。

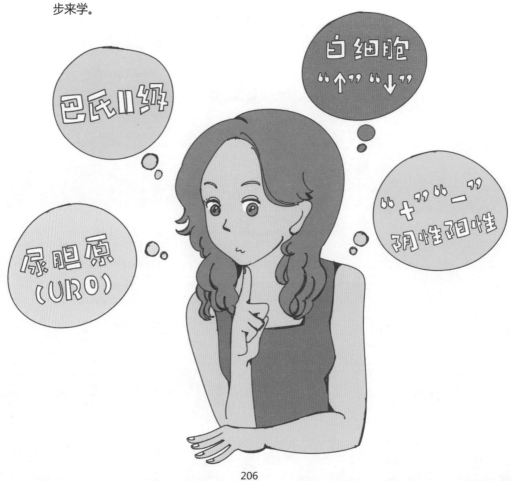

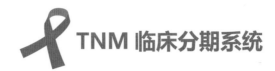

TNM 临床分期系统

乳房检查结果会写一些类似T2N1M0这样的结论，这表示什么呢。

之前介绍过乳腺癌病情分期。在医学上1953年国际抗癌联盟采用的是TNM分期系统对乳腺癌进行临床分期。

T 代表的是癌瘤本身的生长情况，也就是肿瘤大小和生长浸润范围。

N 代表区域淋巴结转移程度，第一次淋巴结转移常见为腋下、乳内、锁骨下转移；第二次是锁骨上、对侧乳房和腋下。

M 指有没有远位脏器血性转移。

在TNM下面再附加上0、1、2、3等数字来表示病情程度，就是医学上表达肿瘤临床情况的方法。

比如T2N1M0,指的是肿瘤直径2～5cm，同侧腋窝可触及活动的肿大的淋巴结，没有出现血性转移。

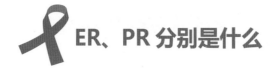 ER、PR 分别是什么

另外，在病理报告上，还会写有ER(+或−)、PR(+或−)、HER-2/neu（0+，1+，2+，3+）这些天文一样的文字。这3类分别指的是乳腺癌的类型：

乳腺癌可以分为：ER阳性、HER-2阳性、Basal-like 3个基因亚型。

ER 代表乳腺癌细胞里面含有大量雌激素接受体，可以在细胞质检查到。

PR 代表乳腺癌细胞里面含有大量黄体素接受体。而雌激素和雌激素受体的结合会刺激乳腺癌细胞生长，如果一个人患癌，癌细胞里有大量的雌激素接受体，那么这群癌细胞就会对激素有依赖性。

所以在进行肿瘤组织化验时，需要先确定是不是激素（雌激素和黄体素）接受体阳性，如果是就适合激素治疗，没有就可以。

Basal-like指三阴性乳腺癌，标准治疗方法是单用化疗。

至于"+"、"−"，分别表示检测结果呈现"阳性"、"阴性"。有时还出现"＋＋"或"＋＋＋"，表示病情程度的递进。

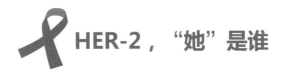

HER-2，"她"是谁

HER-2/neu是属于人类生长因子接受体，是一种原癌基因，可以说是"危险"的代表，在胰脏、肺、食管、胃、大肠、肾脏、卵巢、乳房等人类组织上的第17对染色体，都存在少量HER-2/neu，在细胞生长因子信号传导过程中发挥关键作用。

"出格"的 HER-2，癌细胞的催长素

但当出现一些特定肿瘤类别，可以发现HER-2/neu表现太过了，这会让细胞膜上产生过多的HER-2蛋白，刺激癌细胞疯狂生长，增加癌细胞侵袭性，其中乳腺癌就有25%~30%的这种情况。检查结果是HER-2阳性，乳腺癌风险度即升为中、高危，容易发生转移，预后性差。

所以在乳腺癌检测的时候，尽早确定HER-2/neu是否为阳性，能作为后期治疗是否可以采用标靶治疗的参考，毕竟抗HER-2靶向治疗能使HER-2阳性患者预后水平接近HER-2阴性患者，提高生存机会。

而且如果乳腺癌复发转移，还要重新进行HER-2检测。

HER-2 阳性乳腺癌怎么办

在病理报告上，HER-2/neu后面的那一串数字就是判断阴阳的依据：3+/3+是阳性，其余0/3+、1+/3+、2+/3+都是阴性。其中2+/3+，经过FISH（荧光原位杂交法），有25%的可能呈阳性。

HER-2阳性说明是乳腺癌，但也不用太害怕，因为早期乳腺癌治愈率能高达90%。所以要积极配合医生治疗。

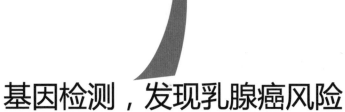

基因检测，发现乳腺癌风险

还记得好莱坞红星安吉丽娜·朱莉吗？她自曝因为妈妈给她遗传了突变的BRCA1基因，因此为了降低罹患乳腺癌风险，接受了预防性乳房切除术。

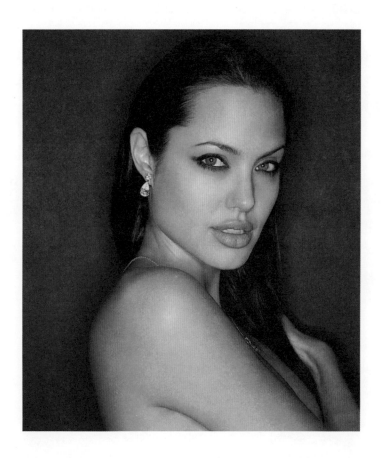

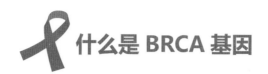 什么是 BRCA 基因

BRCA是抑癌基因，一种良性基因。但如果它突变了，就失去了抑制肿瘤发生的作用。

目前发现的两个BRCA基因：乳腺癌1号基因BRCA1和乳腺癌2号基因BRCA2，同乳腺癌、卵巢癌都有很紧密的关系。

BRCA 基因的发现

1990年，加州大学发现了BRCA1；4年后，BRCA2又被发现。后续各研究表明：BRCA1是一种对人类的恶性肿瘤有抑制作用的良性基因，能够帮助修复乳腺细胞或其他组织细胞中受损的DNA，在无法修复相关DNA时，会将相关细胞彻底消灭。但假如BRCA1本身受到破坏产生变异，则受损DNA无法获得修复，罹患癌症的概率将大大增加。BRCA2也属于这类基因。

由基因影响导致的乳腺癌，约占乳腺癌比例的一半。

BRCA 基因隐藏的终身癌症风险

1 BRCA1的终身癌症风险

乳腺癌概率为50%~85%（且发病年龄小）。

再次原发乳腺癌概率为40%~60%。

卵巢癌概率为15%~45%。

前列腺癌、结肠癌等癌症风险也会升高。

2 BRCA2的终身癌症风险

乳腺癌概率为50%~85%。

男性乳腺癌概率为6%。

卵巢癌概率为10%~20%。

前列腺癌、食管癌和胰腺癌等癌症风险也会升高。

警惕 BRCA1 突变

从另一个角度来说，BRCA1、BRCA2可以预示乳腺癌与卵巢癌的遗传易感性：目前已知的与遗传性乳腺癌/卵巢癌相关的基因中，BRCA1基因突变的贡献占20%～30%，BRCA2基因突变的贡献为10%～30%，而其他类型的基因突变分别不足1%，这就提示在某些特定人群中进行BRCA基因突变的检测是必要的；尤其是检测结果呈阳性的女性，必须要考虑是否摘除其乳房或卵巢。

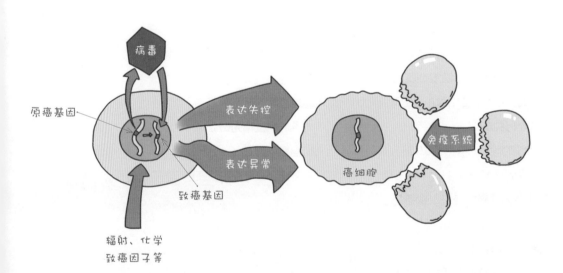

基因检测，打开生命之门

安吉丽娜·朱莉的手术很完美，也让众人看到了直面乳腺癌和卵巢癌的另一种方法：及早检测发现BRCA1基因，采取应对措施，不再面对癌症，提早为生命的完整投资。这就需要用到基因检测。

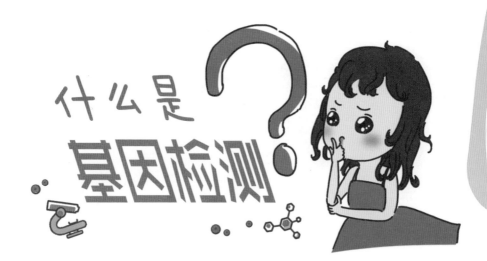

基因检测，发现 BRCA1

基因检测全称"疾病易感基因检测"，目前方便、可靠又安全的基因检测方法是通过体液（唾液、血液等）或细胞这道"门"去探索人体内DNA，从遗传角度判定受检人对疾病有没有易感性，从而来预知患病的风险。

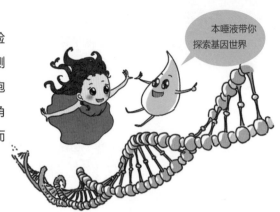

首先接受检测者需要收集自己的唾液，方便基因实验室扩增你脱落的口腔黏膜细胞或其他组织细胞的基因信息；过程会加入一些能识别基因可能突变的物质，自动让有异样的基因"露马脚"。

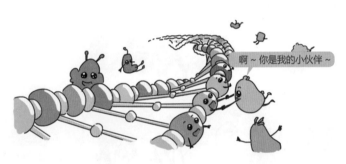

然后会用专门的方法、设备对它的DNA分子信息做检测和分析。如果检测无异样最好不过；如果发现有潜在基因风险，也别慌张，因为及早发现风险你就已经赢了一步，接下来需要做的就是和专业的健康管理师一起制订预防疾病的健康管理方案。

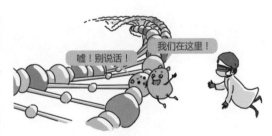

需要说明的是

1 每个致病基因都有与它
"趣味互补"的引物,所以
不同机构因合成的引物不
同,能检查的疾病种类、数
量也就不同。

2 如果检测结果阳性,参
考价值较大;但如果检测结
果阴性,并不能保证被检测
者安然无恙,因为有些位点
的突变还无法检测到。

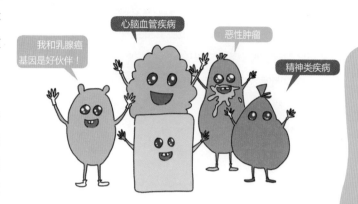

心脑血管疾病

我和乳腺癌
基因是好伙伴!

恶性肿瘤

精神类疾病

3 基因检测和平时的体检是不一样的。
体检是查已病,基本每年1次;基因检测是
预测患病概率,不需要每年都做,因为1次
检测基本能推测出个人终生患病风险值。

4 国际上一些先进的基因检测技术,
不仅能进行乳腺癌、宫颈癌、卵巢癌、
子宫内膜癌等几大癌症风险预测,包括
三高、心脑血管疾病等也可以预测。

如何运用基因检测结果

如何利用BRCA检查结果(尤其是阳性结果)采取干预来预防卵巢癌的发生呢?已经证
实,预防性切除了卵巢和输卵管后,能明显降低卵巢癌和乳腺癌的风险,但同时会增加冠
心病、骨质疏松和脑卒中的发生风险。因此,对于没有卵巢癌高危因素的女性,不提倡
通过预防性切除卵巢和输卵管来预防卵巢癌。但是,对于BRCA1、BRCA2基因突变的女
性,则建议进行预防性输卵管和卵巢切除。

BRCA 基因检查重点人群

　　具体说来，就是在重金属、辐射等各种外在因素影响下，有BRCA1、BRCA2基因的人群，特别是符合以下情况，更要警惕BRCA1、BRCA2的突变：

1 家族中有多名年龄较小就发生乳腺癌的患者。

2 有乳腺癌或卵巢癌家族史。

3 先后或同时发生乳腺癌和卵巢癌。

4 双侧乳腺都患癌。

5 德系犹太人后裔。

6 家族中有男性乳腺癌患者等。

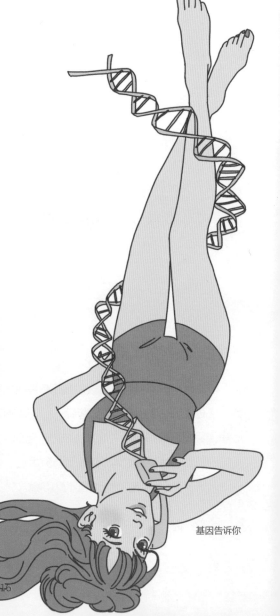

　　尤其是在家族当中，如果有1个一级亲属（母女、姐妹）患病，那么发生卵巢癌的机会增加到5％，如果有2个或以上的一级亲属患病，发生卵巢癌的机会进一步上升到7％。然而，如果确定是BRCA1、BRCA2有关的遗传性卵巢癌家族，则发生卵巢癌的机会骤然增加到40％～50％！

　　碰到上面的情况，为了避免直面癌症，则务必要做出相关检测及对应方案。

　　这就不难理解，影星朱莉为什么会切除自己的乳房，用她的原话说是："为了不让自己的孩子们因此恐惧失去妈妈，决定采取主动，用专业的医学治疗降低患病风险，先从概率最高的乳腺癌开始。"

　　而接下来朱莉也接受医生建议：切除卵巢。因为乳腺癌与雌激素过高有关，这样决绝的做法可以防止乳腺癌复发，也能预防卵巢癌。

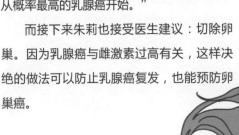

基因告诉你

基因检测的优势

基因是每个人从受精卵开始就继承了父母的DNA信息，除了外伤，几乎所有的疾病都和它相关，所以通过对它携带的遗传信息的破译，能够帮助预防很多的疾病，尤其是遗传病。

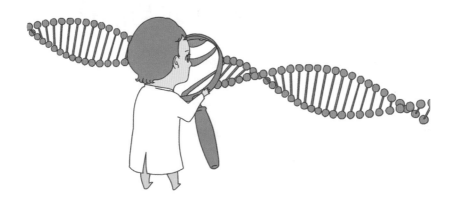

由此可见基因检测和常规体检相比的优势：常规体检是医生根据患者已经表现出的生理变化，例如气色、体重、血液、大小便、器官胀痛、X光等来发现和诊断疾病，更多可能是在已经发病的情况下进行，有滞后和被动感。而基因检测则不论人是在发病还是没发病时，都能根据每个人特定的遗传信息科学的判定从而达到主动预防疾病的作用。

这也是安吉丽娜·朱莉向社会公布她诊治经历的原因：希望引起大家对这类特殊类型的乳腺癌和卵巢癌的重视，对这种与癌症有关的基因BRCA的注意。但是，朱莉在《纽约时报》的采访里也说道：公众不要因此感到恐慌，生命总是伴随无数挑战，唯有那些我们可以承担和掌控的挑战，才不会让我们心生恐惧。

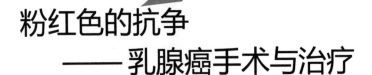

粉红色的抗争
——乳腺癌手术与治疗

　　诗人刘虹在经典之作《致乳房》中，描述了直面乳腺癌手术的心理：在"这个女人的夜晚，我送行女人的美丽"有些悲伤，身体的美丽还要被无情的"删繁就简，索璧留瑕，且拒绝夸张"，但刘虹还是向即将告别的乳房，即将迎来的新生活呐喊出了："你在刀刃上谢幕，又将在我的诗中被重新打开"。

　　生命就是这样，等暴风骤雨停息后，就会有绚丽彩虹。

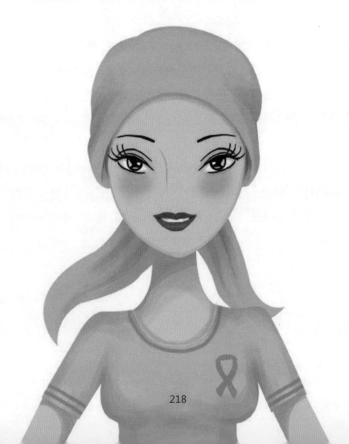

乳腺癌手术：乳房与生命哪个价更高

到目前为止，肿块切除手术是治疗乳腺癌的主要手段。这让很多女性无法想象，没有了乳房，成了"少奶奶"还能不能算女人，生活将会变成什么样。别太过忧心，好心情是良药！而且切除手术不一定要把乳房全部切掉，可以只切除病灶而保全整个乳房，这样的手术成功率已经越来越高了。

治疗乳腺癌，一定要选择你能够理解并且接受的治疗方法，听取医生的说明时记得确认这几个重点：

建议进行哪种手术？

不同方法的优点与缺点？

还有其他的治疗方法吗？

手术后，外表看起来如何？

手术后，会出现什么后遗症？

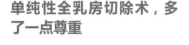

几乎被遗弃了的"根除型乳房切除术"（Halsted 手术）

在过去10年，美国进行这类手术的患者增长了3倍，究其原因，一是因为美国确实是乳腺癌高发国家，其二是因为更多人希望能"弃乳延寿"。

人们对于切除乳房的担心并不是空穴来风，在以前，医学技术还没这么发达，治疗乳腺癌的手术方式就是将乳房全部切除。不仅是乳房，连腋下淋巴结，乳房底下的胸大肌、胸小肌，还有腋下的淋巴结也难免被切除的命运。

这种手术因为癌细胞切除的范围大，再复发的可能性会非常低，但是手术后会出现水肿、无法动弹、神经损伤、上肢功能影响等并发后遗症。因为整个乳房都被切除，露出了肋骨，基本上处于半残废状态。

做了这个手术想要恢复重塑乳房曲线，只能通过乳房再造术，从臀大肌、腹肌等移取肌肉，但这类再造术要求高。因此做了根除性手术，会给女人带来心理上的极大伤害，而且很多情况是根本没必要采用根除性切除，所以这类手术也很少再进行了。

单纯性全乳房切除术，多了一点尊重

切除乳房而保留胸肌，适合在意外观或担心复发的人，但前提是要发现病症比较早。

这是一种切除乳房及腋下的淋巴结而保留胸肌的手术。不像根除型乳房切除手术那样会露出肋骨，后遗症也比较少，不过还是会出现手臂动作不灵活、水肿、麻痹等现象。

因为整个乳房都被切除了，所以不必担心再度复发，不过癌细胞有可能在切除部位的伤口复发。另外，虽然没有露出肋骨，但是乳房毕竟已经切除了，还是会让女人失去美丽的曲线。

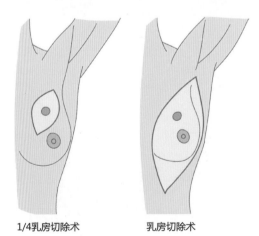

1/4乳房切除术   乳房切除术

乳房保留手术，健康与美丽或许可以兼得

这类手术为了要保留乳房只切除肿块部分，进行这种手术时，为了防止复发，必须在手术后进行放射治疗。

切除的方法有很多种，包括乳腺全部切除留下皮肤与乳头的方法，或者用摘除的方法只将黄豆大的肿块部分切除，还有一种称为1/4切除法，像切蛋糕一样将圆形的乳房只切除1/4。不过各种乳房保留手术切除法不尽相同，即便使用1/4切除法也不见得能够保存乳房原来的形状。

与大幅度切除的根除乳房切除术相比，乳房保留手术再复发性比较高，所以手术后需要进行放射线治疗以降低复发率。复发后再次进行乳房切除术的存活率，与进行全切除手术的患者相同，所以许多人为了减轻手术后各方面的负担，希望进行乳房保留手术。

但是对于肿块比较大、癌细胞范围较广而且有好几个肿块，或者患浸润性乳腺癌以及癌细胞在乳管中扩散型乳腺癌的人，即使状况不严重，也无法进行乳房保留手术，还是必须将乳房整个切除才行。

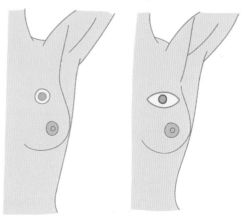

肿块切除术　　　　　　肿块扩大切除术

🎗 手术结束，治疗并没结束

接受了乳房切除术后，根据患者具体情况，需要不定期的住院。单纯性全乳房切除大约要两周，乳房保留手术大概需1周。即便已经出院，也不代表治疗已经结束。因为乳房内的肿块虽然切除了，但癌细胞并没有完全根除。因此，为了预防癌细胞复发或转移，还需要进行其他治疗以维持病情。

关于治疗，一切都要根据病情来看，所以以实际情况和医生建议为准，书中提到的内容只是一些知识性参考。

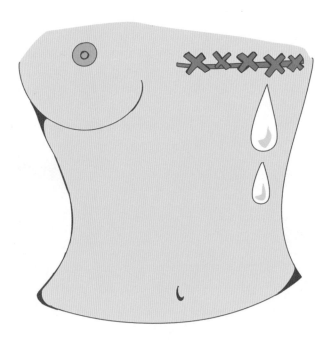

放射治疗

简称放疗，通过高能量的射线破坏肿瘤细胞，达到杀灭肿瘤细胞的目的。也属于局部治疗，一般用于手术后，能减少乳腺癌复发；或者是没有办法进行手术的乳腺癌晚期患者。

选择乳房保留切除术的患者，手术之后必须进行放射线治疗法。因为这种手术不可能将癌细胞全部清除，必须用放射线疗法遏制癌细胞的生长。

第一次放射线治疗，一般在手术两个月后。放射线治疗会有一定的副作用，因为它还会杀死正常细胞：容易让人疲倦、肤色变黑或变红、有瘙痒感等，不过绝大部分症状都会在几个月后消失。

放射线治疗对乳腺癌的治疗要比其他癌症的治疗效果好很多。相关研究指出，与没有做过放射线治疗的患者相比，经过治疗的患者乳房内的癌细胞复发概率下降了20% ~ 30%。

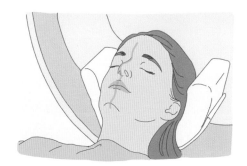

化学治疗

简称化疗，利用化学药物杀死肿瘤细胞、抑制肿瘤细胞生长繁殖，属于全身治疗，对原发灶肿瘤、复发转移的肿瘤都有治疗作用。

从各种影视剧里就知道，化疗很痛苦，因为它"一视同仁"所以也会"敌我不分"，在杀伤肿瘤细胞的同时，也会杀死正常细胞，使患者出现脱发、恶心、呕吐、腹泻、贫血、口腔黏膜出血等毒副作用。

但到了这一步也没办法。这也是，我当初成立瑞基金的意义，希望能集合社会关爱力量给那些在不幸中绝望的朋友一些温暖，让他们在精神、身体遭受多重痛苦的时候，经济和精神上能减轻一些压力。

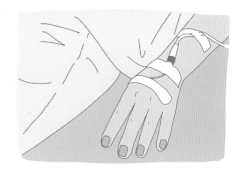

抗癌剂药物疗法

抗癌剂是抑制和破坏细胞生长的药剂，通过对手术前体内四处存在的癌细胞进行打击，抑制癌细胞的生长，并将肿块缩小，来提高手术的成功率。抗癌剂可以单独使用，也可以和注射、点滴一起进行。但它不仅会攻击癌细胞，还会影响正常的细胞，因此有严重的副作用，比如会产生掉发、反胃、恶心、头痛等症状。

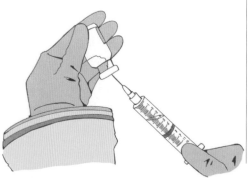

内分泌治疗

又称激素疗法，内分泌治疗属于乳腺癌的全身治疗。之前提到的激素受体（ER/PR）阳性乳腺癌，需要雌激素和黄体素的刺激来生长。所以，用手术的办法切除卵巢或用某些药物调整体内的激素水平，就有可能减慢甚至让肿瘤细胞停止生长。

需要留意，使用激素药剂会有一些副作用，如头昏和脸潮红、类似更年期的不正常出血等情况。另外，患有血栓症和子宫体癌的患者使用这类药剂的风险性也比较高。

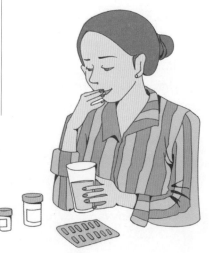

分子靶向治疗

以肿瘤细胞中特定的基因，如HER-2等作为治疗靶点的治疗模式。因为分子靶向治疗瞄准肿瘤细胞，避开正常细胞，分清"敌我"，所以更加有效，毒副反应较小。

瑞博士·食话实说
乳腺癌术后饮食宜忌

术后乳腺癌患者体质虚弱，尤其是放射线治疗期间，需要一定的能量补充，但要注意一些饮食宜忌。

不吃刺激性或变质的食物。

少吃薰、烤、腌、炸以及过咸的食品。

宜粗粮细粮混搭，如大米小麦加玉米荞麦，保证营养平衡。

化疗前，可适当补充蛋白质，按患者营养所需，选用蛋类、乳类、瘦肉、禽类及豆制品等食物。

化疗期间，需要提高免疫力，可以多食瓜果蔬菜等富含维生素的食物。

呕吐剧烈者，在化疗前2小时内避免进食，化疗后再以少食多餐的方式补充能量。

术后康复期的患者，要遵守膳食营养"均衡、适量"原则。很多人只要一说增强营养，就想到了鸡鸭鱼肉，大吃大喝，这个概念是不对的。补充营养不光是机械地吃大鱼大肉，还需要同时补充瓜果蔬菜，五谷杂粮，帮助患者在化疗、电疗后出现呕吐、食欲不振或难以下咽的情况下，更易消化和吸收，以便加强化疗和电疗的治疗效果，补充患者所需要的蛋白质营养，减轻副作用，减少疾病的复发、转移及扩散的机会，提高免疫功能，达到解毒及抗氧化能力。另外，恢复期患者，肠胃功能不如常人，膳食一定要清淡，切忌油腻，这样肠胃才能够承受得了。

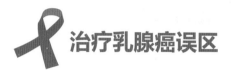

治疗乳腺癌误区

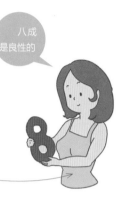

八成
是良性的

1 ─ **大多数乳房包块都可能癌变** 这是非常
错误的认识，其实约八成的女性乳房肿块
是良性囊肿。

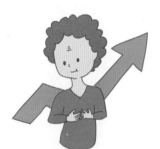

2 ─ **罹患乳腺癌概率会随着年龄增加而
提升** 这个说法并不全面，反而越晚婚生
育的女性罹患乳腺癌的风险可能更高。

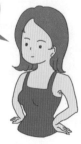

小咪咪并
没有更安全

3 ─ **乳房较小的女性患乳腺癌的危险更小**
这个说法也不准确，大乳房在检查时的确
麻烦，容易漏诊。

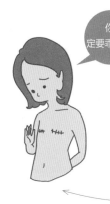

你们一定要乖乖的

4 **乳房切除后不会再患乳腺癌** 这种说法不准确。乳房切除之后，乳腺癌复发率会降低91%，但有的还是在瘢痕处有复发的可能。

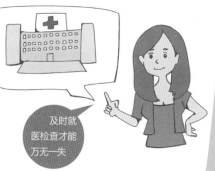

5 **乳房囊肿的女性患上乳腺癌风险更大**
错！纤维囊性乳腺病不是乳腺癌。不过乳房出现囊肿要及时上医院检查，排除乳腺癌危险。

及时就医检查才能万无一失

瑞博士·知识便利贴
多数乳房疼痛没有大碍

这里的知识仅供了解、警戒，具体治疗需根据实际病情和医生指导。

1 约80%的乳腺癌患者是雌激素受体阳性，辅助治疗能消除微转移病灶，提高治愈机会。
2 绝经后乳腺癌患者，自己要留意骨密度，如果出现骨质疏松症，应遵循医生意见补充钙剂和维生素D等。
3 雌激素受体阳性乳腺癌患者多在5年后复发。这个时段配合治疗时要注意病情是否快速恶化。
4 化疗重在让乳腺癌死亡相对危险度下降，但对人体有危害，不要随便进行。
5 选择化疗方案要考虑化疗的毒副作用，还有自身的身体状况等。
6 转移性乳腺癌虽然无法治愈，但可通过治疗提高生存期和生活质量。
7 雌激素受体阳性的转移性乳腺癌，激素治疗是首选。选择激素治疗方案，要看看以前自身对治疗的反应及是否绝经。
8 60%～80%的晚期乳腺癌会出现骨转移及骨痛、骨折、脊髓压迫等。可以通过一些药物来减缓症状，但在服用这些药物时，要注意保持口腔卫生、尽量避免牙科相关手术。

乳腺癌术后，重新鲜亮生活

乳腺癌手术后，许多人都觉得自己的生活像进入了隆冬：改变的外形、反复的治疗、长期的康复养护可能时时刻刻都寒冷着身心。若真是这样，别忘了周围始终还有关怀你的亲友。而且不被自己打败，生活总能过得精彩。

正如毕淑敏所说："雪化了，变成了泪，泪被温暖的风吹干了，雪就变成了春天。"

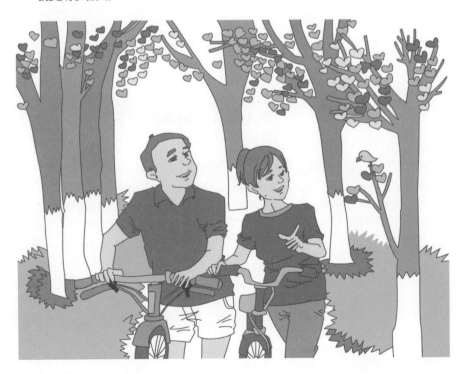

乳腺癌术后复健，让生活重新生动

很多人以为复健运动要等伤口好了再开始做，事实上，手术后第一天，就可以开始初步复健，重新找到生活的动力。

术后复健注意

1 复健原则　同一般运动一样，开始时，动作要慢；幅度由小增大；次数由少变多。

考虑到有伤口，在做动作时伤口组织会微微紧绷，这是正常的，但要注意患侧上肢不可以感到酸痛，不要勉强做动作，以免拉伤伤口。

2 运动的规划　一般来说，通常运动需持续练习1年以上，日久见效，才可以防止组织粘连。所以，每天要规律、遵守原则、持之以恒勤加练习。最好从初级、中级、高级、预防改善淋巴水肿几个运动循序渐进。

初级运动

主要是为了防止手术后关节活动受限和姿势不良。

初级运动很常见，比如前后左右转动颈部的运动，能增强颈部肌力和灵活度；或者也可以放松肩关节做绕圈运动。

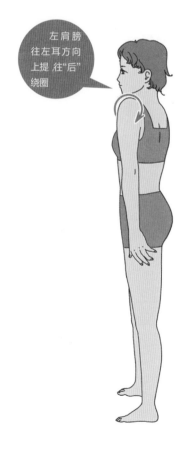

左肩膀往左耳方向上提 往"后"绕圈

229

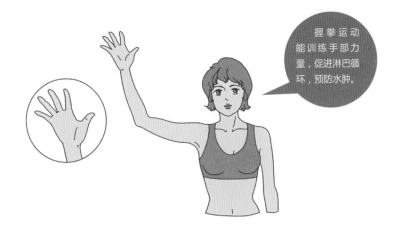

握拳运动能训练手部力量，促进淋巴循环，预防水肿。

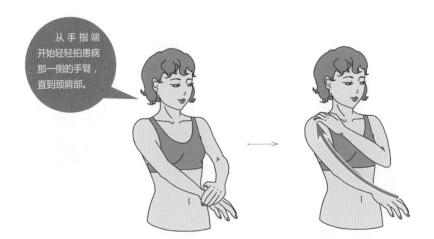

从手指端开始轻轻拍患病那一侧的手臂，直到颈肩部。

中级运动

主要为了强化肩颈的肌力，防止蜷曲变形。在初级运动上有难度升级，但做起来也并不难。比如抱头扩胸，这么简单的一个动作就能预防胸部粘连，增加肺活量；还有站立式靠墙的"俯卧撑"也能帮助增强上肢肌肉力量；肩内转外转也能增加关节活动度。

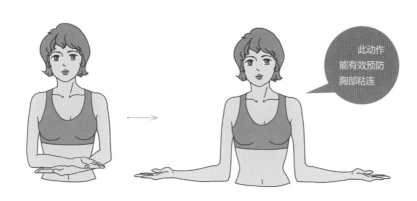

此动作能有效预防胸部粘连

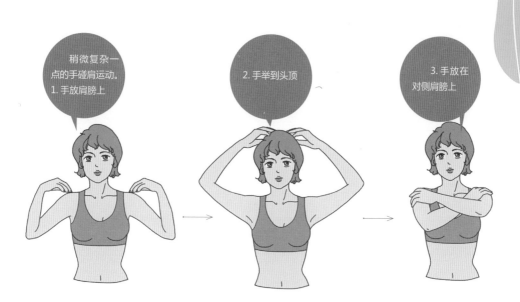

稍微复杂一点的手碰肩运动。
1. 手放肩膀上

2. 手举到头顶

3. 手放在对侧肩膀上

高级运动

和中阶运动一个作用，只是动作练习强度升级，要注意别拉伤伤口。捏球运动和双臂绕圈应该算难度比较小的。

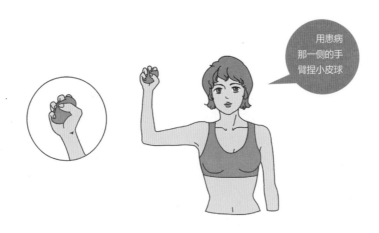

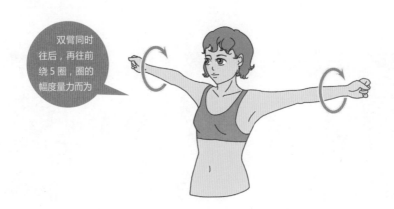

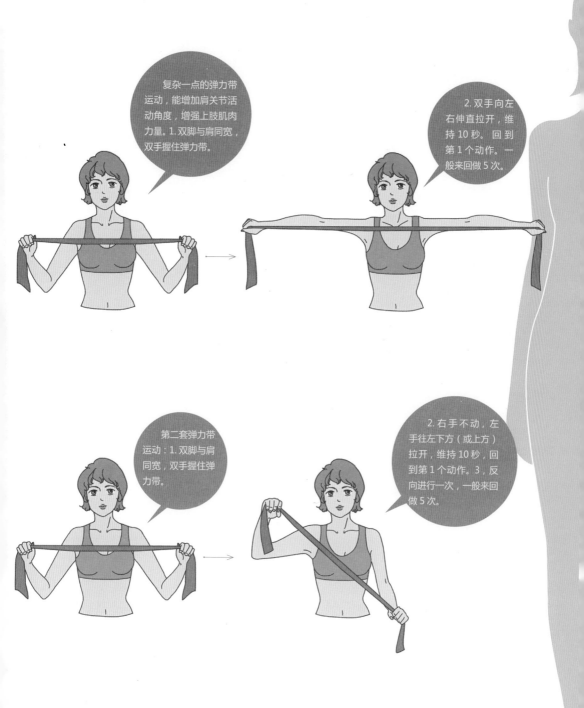

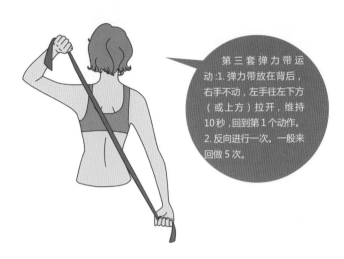

第三套弹力带运动：1.弹力带放在背后，右手不动，左手往左下方（或上方）拉开，维持10秒，回到第1个动作。2.反向进行一次。一般来回做5次。

预防改善淋巴水肿运动

是整套的运动，必须按照顺序，依次完成，才有效果："腹式呼吸""手部运动"、再"腹式呼吸"。

1 腹式呼吸 做3~5次休息放松1分钟；垫高的手臂、手掌部位要高于肩部，角度约30°。

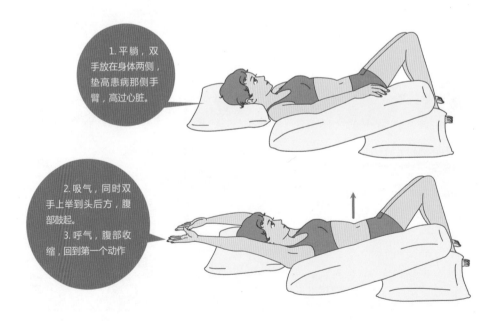

1. 平躺，双手放在身体两侧，垫高患病那侧手臂，高过心脏。

2. 吸气，同时双手上举到头后方，腹部鼓起。
3. 呼气，腹部收缩，回到第一个动作

2 肩关节画圈　除了改善淋巴水肿，但注意要用整个手臂画圆，才能促进肩关节活动，幅度不用太大，建议做5次。

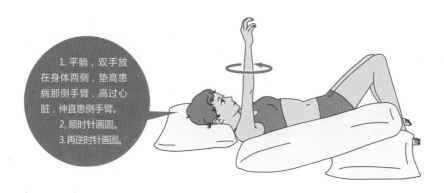

1. 平躺，双手放在身体两侧，垫高患病那侧手臂，高过心脏，伸直患侧手臂。
2. 顺时针画圆。
3. 再逆时针画圆。

3 手肘运动

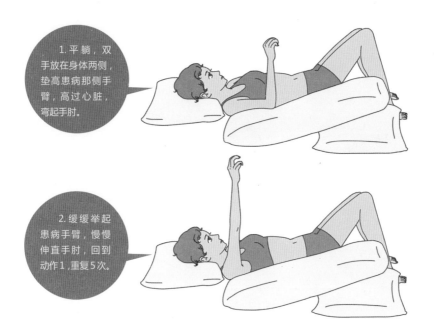

1. 平躺，双手放在身体两侧，垫高患病那侧手臂，高过心脏，弯起手肘。

2. 缓缓举起患病手臂，慢慢伸直手肘，回到动作1，重复5次。

4 **手肘弯曲伸直运动**

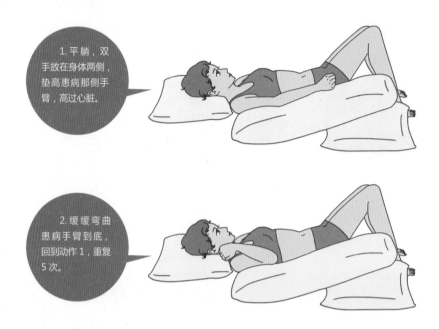

1. 平躺，双手放在身体两侧，垫高患病那侧手臂，高过心脏。

2. 缓缓弯曲患病手臂到底，回到动作1，重复5次。

5 **手部翻转运动**

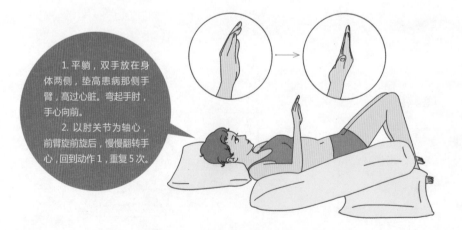

1. 平躺，双手放在身体两侧，垫高患病那侧手臂，高过心脏。弯起手肘，手心向前。

2. 以肘关节为轴心，前臂旋前旋后，慢慢翻转手心，回到动作1，重复5次。

6 **手腕运动**

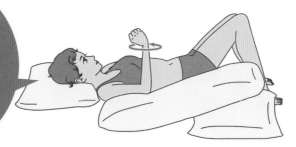

1. 平躺，双手放在身体两侧，垫高患病那侧手臂，高过心脏，弯起手肘。
2. 手腕慢慢地顺时针绕 5 圈。
3. 再持续地，慢慢地逆时针绕 5 圈。回到动作 1，持续重复 5 次。

7 **手部运动**

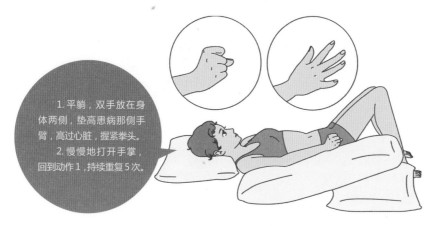

1. 平躺，双手放在身体两侧，垫高患病那侧手臂，高过心脏，握紧拳头。
2. 慢慢地打开手掌，回到动作 1，持续重复 5 次。

8 **腹式呼吸**　就是之前做的第一套动作。此套运动结束。

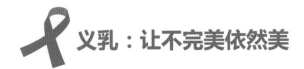

义乳：让不完美依然美

乳房切除手术后，有一件事儿让人很困扰：胸部很难取得平衡，特别是胸部丰满的女性，走路时，往往需要耸着肩来平衡身体，让后颈背部很不舒服，形成斜肩。义乳，就是来帮忙让胸部重拾美丽的。

术后的复健过程，就应该包含穿戴重量适合的义乳和合身的义乳胸罩，这也是最简易恢复胸部外观的方式。

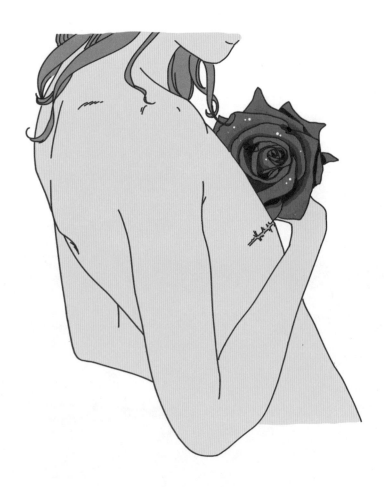

义乳，让缺失的乳房也能自信挺立

佩戴义乳能让术后女性重拾自信风采，所以义乳并不只是一个有重量的物品，更是一份有分量的关怀。

1 义乳分为6种类型

水滴型	适合娇小或扩散体形，不适于手术上胸部凹陷的情况
挺实型	不适用于健康乳房那侧松软或下垂的情况
三角和谐型	能帮助上胸脯整体延伸，线条很自然流畅
三角轻盈型	背面凹槽设计，让空气容易流通。适合钢圈型胸罩
完美型	适合大范围切除乳腺组织的情况
完美调和型	能帮助上胸脯整体延伸，看不出穿戴义乳补整痕迹。腋下也会完美得看不出断痕

2 怎么选购义乳 首先必须参照手术范围，选择义乳的形状。

选择能与自己健康那侧乳房肤色相配合的颜色、质感和大小。

尺寸和形状也需要依照健康那侧乳房来调整。

3 义乳的正确洗涤和保养 用温水和中性肥皂轻柔地洗，不能用热水直接洗；洗后用软毛巾擦干，别扭绞、搓揉。

- 在把义乳从护套或胸罩袋中取出或放入时，要小心处理，以免损害义乳形状。
- 不穿戴时，应放在义乳托架上，小孩、宠物不能拿到的地方，并远离热气，以免变形。
- 别在义乳上使用粉末、香水。
- 别让指甲、别针、胸针、剪刀或宠物爪等尖锐物靠近义乳，不然一不小心会对硅胶周围的软膜造成永久伤害。

义乳与专用胸罩是一对

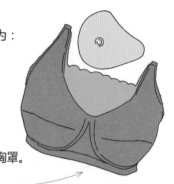

义乳胸罩就是为穿戴义乳所特制的胸罩，之所以专用是因为：

- 胸罩罩杯里有能放置义乳的棉布暗袋，它吸汗、透气性好。
- 配宽肩带，可分散肩部的负荷。
- 为了避免伤害到手术部位，肩带调整器是背后设置。
- 前胸和腋下开口较高，这样就不怕露出伤口了。
- 外表看起来和普通胸罩没什么不同，但大部分是无钢圈型胸罩。

上面这些也是选购义乳专用胸罩需要注意的几项参考。另外，还要注意尺寸正确：太小的胸罩会压着义乳，弄皱或永久伤害义乳。

怎么穿戴义乳专用胸罩

即使穿戴义乳专用胸罩也能穿出美丽和自信，不过穿之前得学学怎么把义乳放进专用胸罩里，要记住3点：

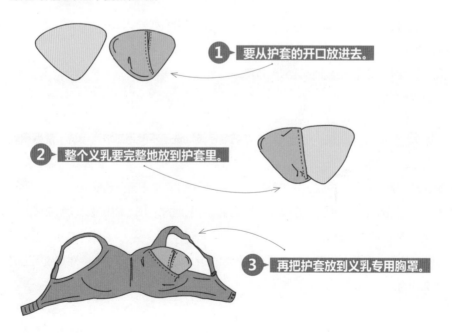

1 ▶ 要从护套的开口放进去。

2 ▶ 整个义乳要完整地放到护套里。

3 ▶ 再把护套放到义乳专用胸罩。

穿戴义乳胸罩时要确认

- 不要只穿着胸罩观察外形轮廓，穿上紧身外衣更能观察出效果。
- 看看义乳腋下延伸部分是否吻合，线条是否流畅。
- 锁骨及两侧乳头点是不是呈等腰三角形。
- 弯弯腰、抬抬手、坐一坐、站一站，检查义乳是否能维持在原来的位置，服帖不松动。
- 还有罩杯大小、胸罩尺码要合适。
- 至于以前的胸罩，等经过一段时间调适后再穿吧。

瑞博士·新主张

假发，重赋生命柔美

　　一头"柔美瀑布"曾是女性的骄傲，毕竟太多女性因为长发妖娆成为"女神"。但乳腺癌手术后脱发掉发严重，影响身心。这时，需要一个假发来重新温柔被癌症打乱的生命。

什么时候去买假发

　　化疗会掉发是因为毛囊细胞也是快速分裂的细胞，当化疗药物在杀癌细胞的时候，这些只辨认快速分裂细胞的药物，会把发囊细胞一起杀死了，这样落发不可避免。

　　掉发，一般出现在化疗之后的1～2个星期。选购假发最好是在开始做化疗前，或者开始化疗1～2次后，趁头发还没有掉很多时，可以根据自己的脸形、喜好、个性选择合适的假发。

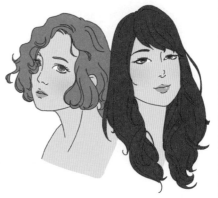

术后，来口美味生活

爱和美食都有治愈的作用，吃下一口美食，仿佛就吸了一口新鲜空气。乳腺癌治疗后，很难有享受美味的时候，但偏偏治疗期间癌细胞需要消耗的能量远远超过正常细胞，所以若只是提供癌症病患部分营养素，容易造成患者营养不良，再加上大部分的营养素都被癌细胞抢走了，吃得不完整，致使免疫力降低，没有多余的体力来对抗癌细胞。对于这样的情况，我们需要一些对策。

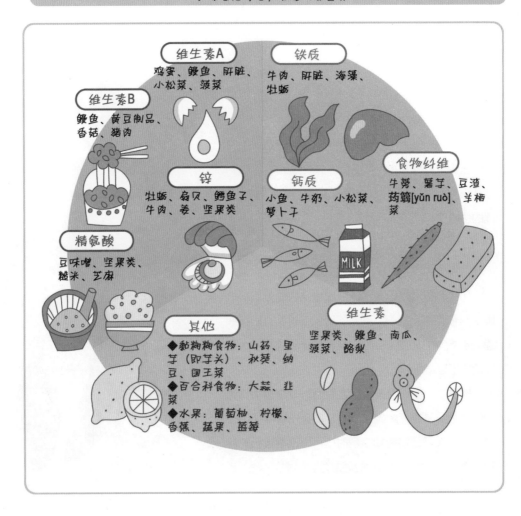

乳腺癌治疗后，更要均衡营养

维生素A
鸡蛋、鳗鱼、肝脏、小松菜、菠菜

铁质
牛肉、肝脏、海藻、牡蛎

维生素B
鳗鱼、黄豆制品、香菇、猪肉

锌
牡蛎、扇贝、鳕鱼子、牛肉、姜、坚果类

钙质
小鱼、牛奶、小松菜、萝卜干

食物纤维
牛蒡、薯芋、豆渣、蒟蒻[yǔn ruò]、羊栖菜

精氨酸
豆味噌、坚果类、糙米、芝麻

其他
◆黏糊糊食物：山药、里芋（即芋头）、秋葵、纳豆、国王菜
◆百合科食物：大蒜、韭菜
◆水果：葡萄柚、柠檬、香蕉、苹果、蓝莓

维生素
坚果类、鳗鱼、南瓜、菠菜、酪梨

味觉改变

味觉改变会造成不想吃，或是只吃一些能接受味道的食物，容易造成偏食、营养不良。

吃一些味道较浓的食材，比如香菇、洋葱来提味吧。

调味料可以适当加重，别吃苦味强的食物，如芥菜、苦瓜。

食欲不振，体重减轻

药物的副作用、身体上的不适或体力衰弱会导致没食欲，结果可能暴瘦。可以采用温和调味料烹饪、少量多餐、餐前适量运动，先吃固体食物或开胃食物的方法来帮助增加食欲。

恶心，呕吐

耗费体力还吸收不到营养，要想缓解除了少食多餐，在起床前后和运动前，最好休息之后再摄取较干的食物。

液体补充尽量不要和食物同时进行，若真的要喝水或饮料，那就饭前30～60分钟，用吸管进食。

食物选择上，以清淡、冰冷、具有酸味或咸味较强的食物为主，尽量应避免摄取温度差异太大、太甜及油腻的食物。

放疗或化疗前2小时是不能吃东西的哦。

腹泻

若腹泻严重，不仅会造成癌症患者营养不良，而且和呕吐一样，容易引起水分和电解质的不平衡，造成严重脱水。

少量多餐之外要适度利用食物或运动饮料来补充水分和矿物质。

多吃低渣或纤维素较少的食物，来减少粪便的体积。

少吃牛奶及奶制品，以免引起腹泻。

可吃含钾量高的食物，如米汤、去油肉汤、去渣的果菜汁等。

口干、口腔溃烂、吞咽困难

食物是先经过口腔，再到食管，最后才在肠胃道消化吸收的，所以如果吃东西会造成口腔不舒服，食物的摄取意愿当然会降低。

如果口干，可以含冰块、咀嚼口香糖、饮用淡茶、柠檬汁或高热量饮料，但要避免调味太浓。

最好选择软质或流质的食物，如果冻、布丁等。

和着肉汤、饮料一起进食，有助于吞咽，能减缓进食不适。

便秘

心理压力、进食困难、水分补充不足、治疗副作用都会造成癌症患者便秘，导致代谢毒素堆积在体内无法排出，影响病情治疗进展。

多补充水分，如温开水、柠檬汁、黑枣汁、含渣的果汁等。

注意高纤维质食物的摄取，如蔬菜、水果等。

适度运动，让肠子"动起来"。

贫血

造成贫血的原因很多，但癌症患者常常会因为癌细胞大举攻击，或是治疗过程中的破坏，导致体内缺乏维生素或矿物质而贫血。

想要缓解贫血，应先和医生沟通，针对个人情况，了解贫血原因，再适时地从食物或营养补充品中摄取缺乏的营养素，改善贫血症状。

其实每个乳腺癌患者治疗后反应不一样，但至少蔬菜汁、高蛋白、高热量的流质食物是每位患者都需要的，所以就算吐了也要多吃多喝，让身体能吸收到哪怕一部分营养也好。

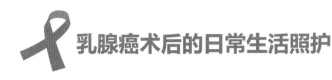 乳腺癌术后的日常生活照护

　　生活就是一面镜子，你笑它也笑。但在乳腺癌患者的世界里，镜子似乎蒙上了一层灰，他们都需要格外温柔细致的关心，这样治疗效果才会更好，才能更快、更好地重回生活品质。

预防淋巴水肿

　　乳腺癌手术割除腋下淋巴结之后，手臂的抵抗力减弱，很容易感染或水肿，所以患侧手臂应避免外伤，不宜做粗重工作或手提重物，同时：

1　别穿袖口有松紧带的上衣。

2　患病那一侧不可热敷，避免烫伤。

3　应避免上肢常处于静止或下垂姿势。

4　不要用患病一侧做推、拉、提等用力的事情，也别佩戴饰物或施压。

5　睡眠或休息时，应把患侧手臂垫高来防水肿。

6　指甲别剪太短了，以免感染，造成甲沟炎。

7　还要注意避免晒伤和昆虫咬伤。

8　别使用强烈清洁剂或化学物品。

9　不要在患侧手臂做打针、量血压、抽血等侵入性治疗，要避免切伤、针刺伤及抓伤。

10　一旦手臂出现红、肿、热、痛感，要第一时间告诉医生。

11　千万不要在患侧使用热水袋或电热毯热敷，因为很容易烫伤；也不要用患侧手臂拿香烟、点打火机、烤肉等，避免局部热敷。

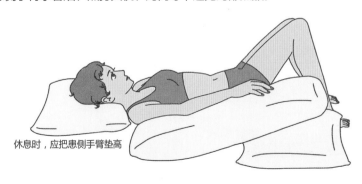

休息时，应把患侧手臂垫高

化学治疗期间日常生活

在化学治疗期间，尤其回家2~3天后，会出现严重体力不支、疲倦、发热、食欲不振等现象，这时候除了充分休息，还需要：

1 **补充水分**　最佳饮水时间是早上起床时，喝1~2杯水，约早上10点再补充1次，下午3点左右1次，每日三餐饭前1小时喝水，睡前再饮水1次200毫升。每日需要补充2000~2500毫升。

2 **准备易消化的清淡食物**　这是为了提升免疫力。

3 **适度运动**　为了增进食欲及防止卧床太久造成血液循环不良，可在室内每天走动1~2次，每次10~15分钟，并根据身体状况调整运动量。

4 **环境要安全舒适**　防止感染　室内空气应该流通，所以在保证温暖的前提下，打开窗户或空气净化器吧。接待客人最好戴上口罩，避免被感染。

5 **注意身体的清洁**　衣服最好是棉质透气的。遇到发热、出汗，更要保持皮肤毛孔的清洁干燥。

6 **注意口腔清洁**　化疗期是抵抗力最弱的状态，必须防止感染以免引发其他症状。"病从口入"，所以口腔的清洁很重要。

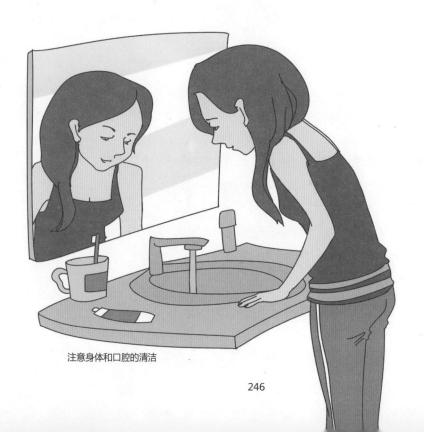

注意身体和口腔的清洁

术后"性"趣维持

乳房对许多人来说是性的代表，缺失了乳房，"性"似乎少了吸引力。

事实上，不管男女，在接受化学治疗时至少有一段时间会失去性欲：一是对生存的忧虑大于性需求；二是治疗时的疲劳、恶心、疼痛，让人丧失兴趣；还有雌激素的减少等。

有部分女性为了找回性欲，会补充雌激素；但乳腺癌或子宫内膜癌的患者，最好别用雌激素，因为这些肿瘤细胞对雌激素非常敏感，有时反会促使癌细胞加速生长，反而阴道润滑剂可以帮助减少性行为不适感，也算用另外的方式解决了困扰。

当化疗完成后，不管男女性都要把自己当成已恢复健康的心情来看待。同时伴侣也要给予理解、支持，不要再避讳，敞开心多沟通，让彼此都找回从前的幸福生活。

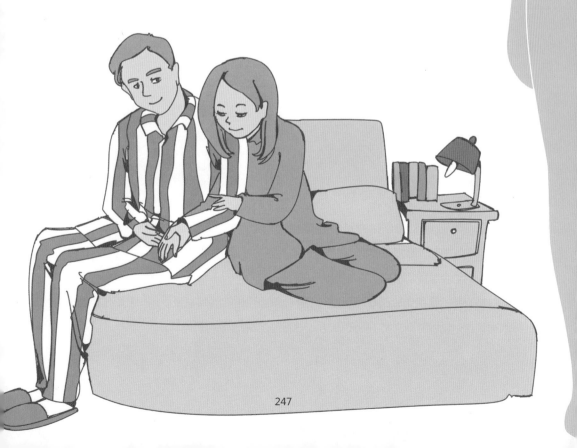

心里重新长出希望

在面对乳腺癌整个过程中，任何一个人都需要相当大的勇气。所以术后心理重建，要自己努力播种、耕耘，也要亲友的爱意浇灌，才会重新在心里收获希望。

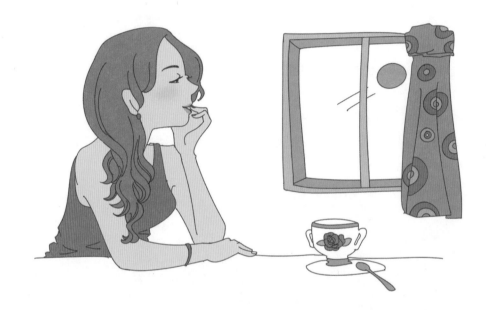

找到方法帮助自己

该调整一下生活步调了，压力、紧张、忧虑并不能让生活变得更有劲。所以多和医生沟通，积极配合治疗吧。

多与亲友相聚，让友谊和关怀给自己一些温暖的力量。

之前说的义乳、假发等装扮是不是会让心情更美丽呢？

规律运动会慢慢赶走属于患者的坏气色。

做感兴趣的事能更放松心情压力，培养一些幽默感能消除紧张，多一些娱乐能调节过度或过高血压，促进新陈代谢，增强活力，关键还能促进激素与抗体产生。

亲友，做好精神支柱

从检查出癌症那一刻开始，亲友跟患者一样，经历了担惊受怕的全过程；但至少亲友和患者的彼此陪伴已经给予了很大的力量支持。所以，患者和亲友要站在同一阵线，才能更好地对抗病魔。

一起面对医生指导、手术、治疗；患者有了坏情绪，少些劝阻，多些聆听和理解；在患者情绪无法控制的时候，可以商讨进行专业心理辅导；必要时，向病友亲友圈寻求一些帮助。

疾病，其实也是人生中很重要的一位老师，引导我们学会反思生活、珍惜情谊、思考生命的价值、更积极努力地建立未来。走不出阴霾，它会像毒汁蔓草一样渗透生活每一寸角落，将自己和关爱自己的人都伤得体无完肤；但放平心态，你就能从中学到，找到一种很自然的生活方式。

在那个状态里，乐活开朗、身心坚强、敢直面人生困苦，大喊：滚蛋吧，恶之花。

曾经的恐惧，甚至会成为自己疗愈他人的内心安稳。

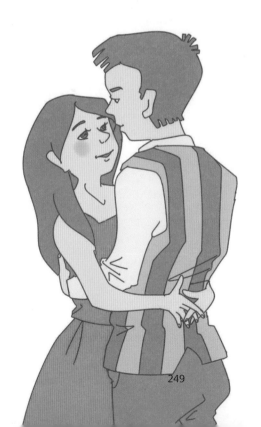

图书在版编目（ＣＩＰ）数据

你好 乳房：塑造乳房健康美 / 郑普泽著. -- 长沙 ：湖南科学技术出版社，2017.8

（瑞博士女性健康系列丛书）

ISBN 978-7-5357-9169-6

Ⅰ．①你… Ⅱ．①郑… Ⅲ．①乳房－保健－基本知识 Ⅳ．①R655.8

中国版本图书馆 CIP 数据核字(2016)第 278988 号

瑞博士女性健康系列丛书

NIHAO RUFANG SUZAO RUFANG JIANKANGMEI

你好 乳房 塑造乳房健康美

著　者：郑普泽

责任编辑：邹海心　郑　英

文字编辑：张　珍

出版发行：湖南科学技术出版社

社　　址：长沙市湘雅路 276 号

　　　　　http://www.hnstp.com

邮购联系：本社直销科　0731-84375808

印　　刷：湖南天闻新华印务有限公司

　　　　　（印装质量问题请直接与本厂联系）

厂　　址：湖南望城・湖南出版科技园

邮　　编：410219

版　　次：2017 年 8 月第 1 版第 1 次

开　　本：710mm×1000mm　1/16

印　　张：17

书　　号：ISBN 978-7-5357-9169-6

定　　价：49.00 元